不需再服藥，只需要用臉帶微笑進行運動……

經由實證運動對高血壓確有令人驚異的效果！

用微笑
打敗高血壓

健康研究中心　主編

前言

根據統計，高血壓這種疾病（最大血壓一四〇毫米或最小血壓九〇毫米以上）在全國國民當中，每四～五人中即有一人，壯年期以後每兩人中有一人患有高血壓。這種疾病幾乎沒有任何徵兆，因此很容易忽略它的存在。但是，放著不管的話，就可能威脅到生命。由這層意義來看，高血壓和癌症同樣屬於重大的疾病。雖然人生苦短，但也應該充分享受人生。譬如大家一起搭乘慢車遊覽，但是有人卻中途改搭「癌症特快車」，而另有些人則改搭「高血壓特快車」，急急忙忙地奔向終點。

高血壓的特徵之一即幾乎沒有症狀。因此，搭上「高血壓特快車」的乘客，大多心情愉快，甚且在車上打盹。對高血壓一味地放任不管，等到察覺之時，就可能已經躺在醫院的病床上。亦即抵達了腦中風、心肌梗塞、主動脈瘤破裂等病名的「終點站」。

高血壓是典型的文明病。人類和野生動物同樣地，在原始時代並沒有罹患高血壓的人。人類社會隨著文明的發達，而導致高血壓發症，像這樣的病例非常的多。例如，在南美和大洋洲以及非洲等地的原住民，過著類似原始生活的人，就沒有高血壓患者。而當這些人移居到先進地區後，血壓即逐漸升高。文明的確使人生活更豐富，但是也有一些壞處，就是高血壓等這些成人病。究竟文明中是何種因素導致血壓上升的呢？

文明的生活中引起高血壓的要因包括①食鹽攝取過剩，②熱量攝取過剩導致的肥胖，③飲酒過度，④壓力，⑤運動不足等共有這五項。但是，有些人即使遇到這五項生活環境因子卻不會罹患高血壓。因爲，根據研究，每個人所具有天生的遺傳基因，會對各因素產生不同的感受性。另外，高血壓當中，佔大部分（九〇％）的是本態性高血壓。原因是如上所述的①天生的遺傳因素，以及②偏差的生活環境因子所造成的。

即使只是接近「終點站」，或者根本是抵達「終點站」，但還是有很多人可以靠著藥物拾回一命。由此可知，藥的效力非常的大。而距離終站較遠的人，藉著藥物使血壓下降，即能延遲到達終點站的時間。這是藉由記錄許多臨床介入試驗（即爲判定藥物長期延命效果而進行的大規模臨床試驗），而實際証明了的事實。因此，絕對不要拒絕服用藥物，以期達到防止意外事故發生的效果。

但不可諱言，在現代不論是醫師或患者，很多人都太依賴藥物了。藥物原本是不存在於我們體內的物質，對身體而言，是外來的異物。而且，一旦阻礙身體所具有的生理血壓調節構造，勉強降低血壓的話，對於其他的生理構造自然也會造成某種程度的妨礙。這也就是副作用。藥效越好的藥物，副作用自然就越強。因此，藥物最好是維持最低必要限度的攝取量，這是治療高血壓相當重要的一點。而更重要的是，要找出原因，將使前述的高血壓發芽、發育的生活偏差，進行軌道的修正，這應該是最優先考慮的。也就是說，治療高血壓的主角是改善生活，而藥物只是從旁協助而已！改善生活的內容，就是要改善前述五項生活環境要因。其中具有最佳萬能效果的就是運動。因爲人類是「動物」，並不是「靜物」或「植物」。人類和其他野生動物一樣，如果一天不能走一萬步，或是更多的話，恐怕沒有辦法確保維持自己的生存。所以，絕對不要因爲熱量攝取過剩而導致肥胖，或者是飲酒無度。野生動物就沒有高血壓和肥胖的毛病。

要往前奔馳的車子，要使與「奔馳」機能有關的發電機正常作用，所以，電瓶要充電。而且要使車燈、收音機、電視、冷暖機等諸機能發揮作用。如果說車子沒有辦法前進的話，則這些功能隨著時間的消逝，自然也沒有辦法發揮作用。人類是「動物」，所以必須藉著「活動」身體，才能夠使生物體的諸機能順暢的發揮作用。血壓的調節也是其中之一。俗話說「不勞動就沒飯吃」，而我認爲「人類不動的話，就會變成植物人」。

促使我開始研究有關運動可降低高血壓的一個契機，是體育系運動生理學。研究室的進藤宗洋教授和田中宏曉教授，所進行的運動生理研究結果，該研究室研發出符合運動生理上的運動方法，同時將這種方法命名爲「微笑輕鬆運動」。

自從與體育系開始共同研究已經過了十五年了。剛開始時，對其效果的眞僞如何，以及降壓作用的構造完全不了解，但是，現在已經大致了解了。除了我之外，在國內外相繼出現關於運動療法的研究。在一九九一年世界衛生組織（WHO）即曾提出了高血壓運動療法的原則。在九二年美國高血壓合同委員會、九三國際高血壓學會（ISH）也都正式發表治療高血壓原則的運動療法。而從九六年四月開始，日本的厚生省也將高血壓的運動療法納入保險的範圍中。

高血壓的運動療法，現在在全世界都得到了許可。趁此機會，希望運動的恩惠能夠遍及國內。執筆時承蒙福岡大學體育系進藤教授和田中教授的協助，以及佐田節子小姐幫我打字，在此深表謝意。希望有更多的人藉著本書，能夠享受運動療法的恩惠。

目錄

第二章 能輕鬆降血壓的運動方法／37

第五章　運動方法Q&A／95

第1章

體驗者敘說運動的效果

談到高血壓，一般人馬上會想到那是必須持續服藥的疾病之一。當然，爲預防狹心症或腦梗塞等疾病，一定要好好地服藥使血壓下降。但也曾聽人抱怨：「每次都拿這麼多藥，吃都吃不完。」事實上，是否所有高血壓患者都需服藥呢？這著實令我感到懷疑。

在我所屬的福岡大學體育學育系，進藤宗洋教授和田中宏曉教授所主持的生理學研究室中，每位成員都在研究安全的運動方法。從十五年前起，我就與該研究室共同進行「運動能否改善高血壓狀態」的研究，結果發現，適當的運動乃不亞於藥物的治療法。而且，所謂的運動，並不是一般常識所謂的運動。只要持續一邊哼著歌，一邊可以進行的步行等輕鬆的運動就好了。

既然是輕鬆的運動，即使足腰衰弱的人也可以安心的進行，只要不是太激烈的運動，就不會使血壓急速上升。

簡單的說，在還沒有感覺「很困難」之前的運動，要一次進行三〇分鐘以上，一週至少進行三小時以上。這就是我們不斷努力推廣的「輕鬆」運動。

爲了研究利用運動降壓的可能性，因此，在大學內特別建造了一棟體育館，請罹患高血壓的人前來運動。後來逐漸了解到，運動效果有超過藥物治療的優點。而且，高血壓患者經常出現的併發症，亦即：糖尿病和高脂血症等，利用運動也能產生很好的效

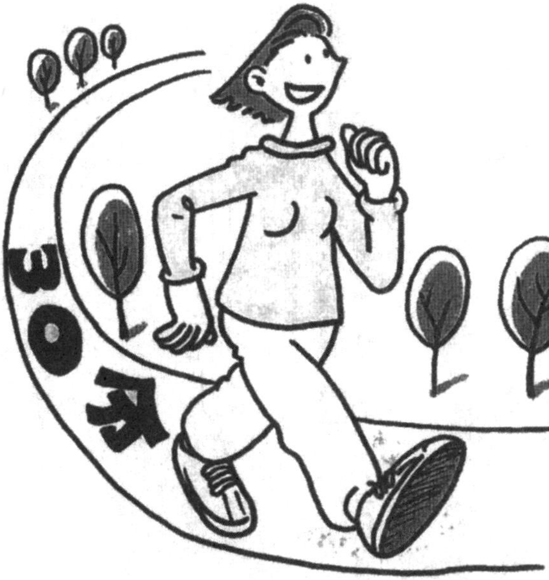

果。此外，藉著運動在體內產生降血壓物質，就能自然治療高血壓。

運動並不是說，喜歡運動的人才能做運動。將運動視爲高血壓治療法之一，積極地將運動納入生活中，在國際上也有這樣的想法，而且不斷地擴展開來。高血壓是何種疾病呢？還有藥物的分辨方法，以及該如何做運動等等的說明，在第二章以後將會爲各位詳細地加以探討。首先，我們來聽聽看，體驗者的心聲。各體驗者的名字下方附帶的年齡是一九九六年五月的年齡。體重與身高則是在參與研究運動療法時期的數值。此外，圖表則是開始運動療法後一〇週內的血壓變動圖。一〇週的期間雖然很短，但是其中也有人得到顯著的降壓效果。

十六年來持續服用的藥量減少了

◀石塚弘（六六歲・無職）

身高：一六三公分　體重：七〇・一公斤（運動療法前），七〇公斤（一〇週的療法後）

●四〇歲開始，接受公司的健康檢查，醫師說我得了高血壓。

收縮壓（高）爲一六〇毫米（血壓單位正確的表示法，是以壓力單位水銀柱的高度，mm Hg表示，而本書則以毫米來表示。附帶一提，七六〇毫米爲一氣壓單位），舒張壓（低）爲一二〇毫米。

持續服用降壓藥，考慮除了藥物以外，可降血壓的方法，聽說福岡大學附設醫院在進行運動療法，因此到那兒去觀摩了一番。

那也是一〇年前的事情了。

我認爲血壓開始上升的時期，與工作場所的異動有關。

我原本是在鐵路局工作，剛開始是擔任駕駛，整天到處走動，乃是運動量極大的工作。

●石塚先生的血壓變動

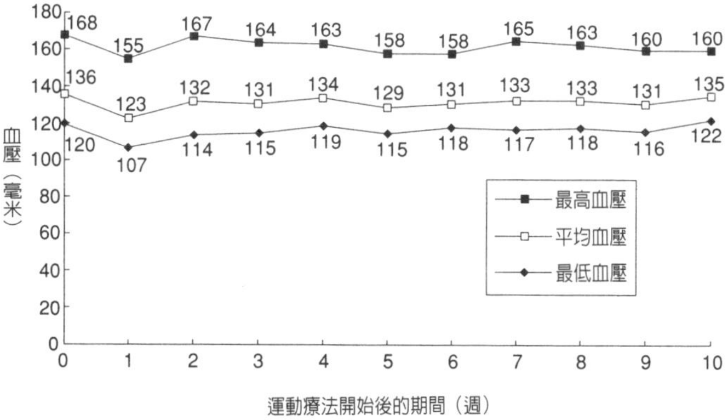

但是後來，我被改調成坐辦公桌的事務性工作。

我就是從這個時候開始發胖的，血壓因而逐漸升高。自己也感覺運動不足是很不好的，因此，我覺得運動療法應該很適合我目前的情況。

但是，剛開始運動時，血壓並沒有下降。

像我，低血壓相當高，再這樣下去，血管一定會變硬的。可是，光靠運動，卻又沒有辦法使血壓下降。所以半年之後，又再度開始服用降壓藥。

一天三次三顆的藥物變成二次二顆

結果，繼續服用藥物後血壓就順利地下

降了。可是，我同時還是持續了九年運動療法。每次運動之後，都覺得非常地快樂，沒有辦法停止，而且因而結交了許多新朋友，同時還可以不時地和醫師討論很多的問題。

在踩健身腳踏車（固定型自行車狀的運動器具）時，可以一邊說話、一邊看電視，或閱讀自己所喜歡的書籍。總之，輕輕鬆鬆地運動感覺眞是很好。

剛開始運動時，曾經詢問關於減肥效果的問題，荒川先生當時的話令我印象相當深刻：「也許體重不會減輕，但是，白肉會變成紅肉。」白肉指的是脂肪，紅肉指的是肌肉。也就是說，藉著運動，脂肪會逐漸減少，而肌肉則會增加。

的確，這九年來，體重幾乎沒有改變，但是覺得身體變緊縮了。

我現在每天早晨四點半起床，而後散步三〇分鐘。

剛開始時，帶著萬步器，每天走一萬步。但是，走太快的話對膝蓋不好，所以現在我不再勉強自己快走，而是一邊撿拾空罐，一邊按照自己最舒服的步調來走路。

持續服用降壓藥，但原本是一天三次三顆，現在則變成一天二次二顆。偶爾忘了服藥，血壓也不會立即上升。

不知道是藥物適合自己，還是因爲運動之賜，總之，身體的感覺非常地好。

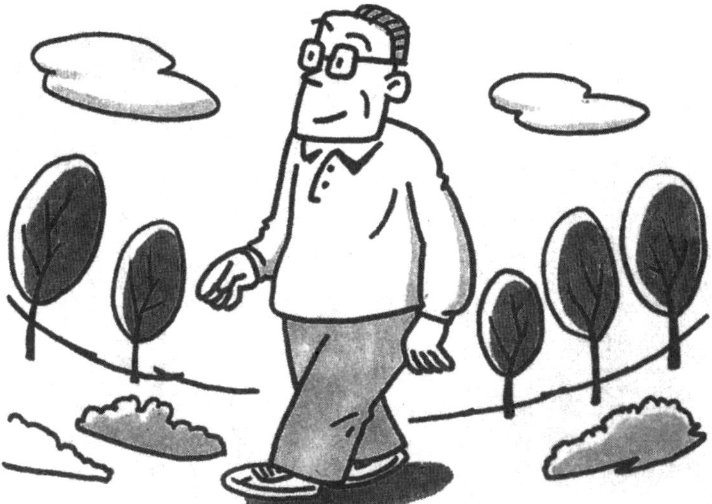

主治醫師（堺孝明醫師）的說明

石塚先生開始治療高血壓的時期比較晚，運動治療前血壓就已呈現較高的人，即使利用運動療法，也不具有降壓效果。所以，趁著血壓還不算高，屬於輕症的時候，開始治療，這一點最重要。但是，像石塚先生服用降壓藥，並持續運動療法，能夠減少降壓藥量，也是運動療法的優點之一。

利用運動克服了容易罹患高血壓的體質

平國繁（四七歲・家庭主婦）

身高：一六〇公分　體重：四七・四公斤（運動療法前），四七・四公斤（一〇週的療法後）

●八年前接受市內的健康檢查，血壓高的爲一六〇毫米，低的爲一〇〇毫米。不過由於當時經常緊張、疲累，所以我想，只不過是偶爾升高而已，也就放任不管。

但是一年之後再度測定時，出現相同的數值，衛生所建議我去做更進一步的檢查，所以我到附近的醫院去檢查。結果血壓還是偏高，不過，以年齡而言，還不至於需要服藥控制血壓。

事實上，我娘家的親戚也有很多是高血壓患者。

母親也是長期持續服用降壓藥的患者，但是有時難免會忘了服用藥物，而且聽說，一旦服用藥物之後，就沒有辦法停止了。

倘若隨便停止服用藥物將會產生相當嚴重的後果。

由於有母親作爲前車之鑑，所以我希望自己盡可能不要服用藥物。正是因爲這個動

●平國女士的血壓資料

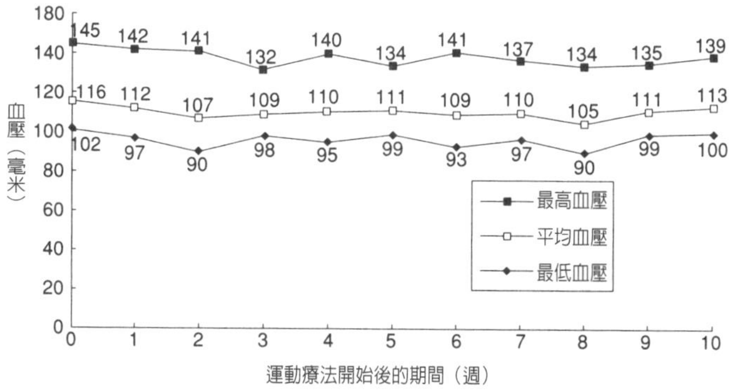

機，使我開始了高血壓的運動療法，亦即從六年前開始實行運動療法。

平常即經常騎自行車，以及藉由走路、體操等來活動身體，因此，叫我踩健身腳踏車，並不是什麼痛苦的事情。

開始進行運動療法時，血壓高的爲一四〇～一五〇毫米。在狀況比較好的時候，低血壓爲八〇毫米左右。總之，我以九〇毫米爲目標。

人體的血壓會配合不同的狀況，而產生不同的反應。尤其是身心承受壓力時，血壓立刻會升高。

以前也曾購買家庭用的血壓計自己測量，但是，我想因爲測定值而擔心不安並不好，所以就停止使用了。

現在，只有在醫院做運動的日子才會測量。而血壓升高的時候，我自己也能很清楚地知道，正是因爲昨天發生了什麼事情，所以今天血壓升高了。藉著運動療法即能進行自我管理，這就是運動療法最大的優點。

主治醫師（堺孝明醫師）的說明

高血壓是屬於遺傳性的疾病。由於平國女士的母親是高血壓患者，所以她對高血壓疾病很早就有認識，而且在早期即開始進行治療。因此，光是藉著運動療法，就能迅速出現降壓效果。擁有正確常識，以及強烈的自覺，才能長期持續運動療法。如此不但血壓能保持穩定，而且對於高血壓日後的自我管理，也能夠順暢進行。

●M君的血壓變動

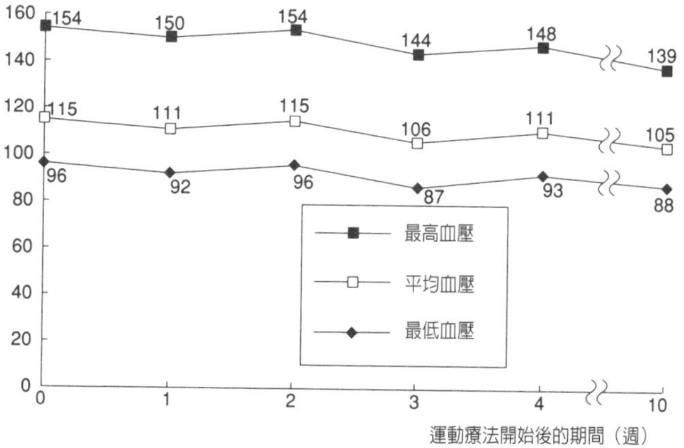

「盡可能希望不要服用藥物」而開始運動療法

▶M君（五六歲・男性・上班族）

●四年前，在公司接受成人健康檢診，醫師說我的血壓比較高。高的爲一五五毫米，低的爲九五～一○○毫米。於是到內科醫院做進一步檢查。服用降壓藥將近一年，但還是很擔心副作用的問題。

由於我原本胃就不好，每次服藥後，總覺得胃很不舒服。而且經常覺得身體搖搖晃晃的。

盡可能不想服用藥物。就在腦海浮現出這個想法的時候，在電視上看到荒木先生瀟灑地走在街上的姿態。節目內容說明：運動可降低血壓，於是趕緊到福岡大學醫院去參加運動療法。每次一小時，一週三次，踩健身腳踏車。以往，並沒做過運動。剛開始確實覺得有點困難，但習慣後，我就很有自信地說：「這我一定辦得到！」運動之後，體調真的變好了。

而且，每次在運動前後都會量血壓和體重，這讓我感到很安心。在了解實際狀態之後，我就能進行自我管理了。開始運動療法，今年已第四年了。現在血壓高的爲一五〇毫米，低的爲八〇毫米，已完全恢復爲正常值了！當然完全沒有服用任何的藥物。

高血壓如果沒有好好管理的話，後續的發展將非常可怕。像我的孩子雖然還小，但我非常希望他一直到長大都能永遠健健康康，甚至長生不死。

主治醫師（堺孝明醫師）的說明

●●●●●●●●●●●

對於降壓藥副作用的自覺症狀就有個人差。像M君，這種藥物的副作用較強者，最適合運動療法。M君擁有工作，想要持續運動療法有點困難。但是因爲他對高血壓也有正確的認識，而且自覺到運動療法的好處，能夠持續運動，運動也的確展現了效果。

消除浮腫 恢復體力

岩山淳子（六四歲・主婦）
身高：一五二公分　體重：六四・五公斤（運動療法前），六二公斤（一〇週的療法後）

●一〇年前因爲耳部需要動手術，而住進福岡大學醫院的耳鼻喉科。手術前進行檢查，發現血壓過高。高的爲一八〇毫米，低的爲一〇〇毫米。於是，爲了治療高血壓，而會診內科，服用降壓藥以降低血壓。耳部手術結束後，內科醫師告訴我運動療法的好處，於是我就報名參加了。

由於我不會騎自行車，所以最初讓我踩健身腳踏車，剛開始踩的時候覺得非常辛苦。但習慣之後，也就覺得沒什麼了。而且進行運動療法時，大家還可以一邊聊天，一邊進行輕鬆的運動。我的血壓上升的原因是壓力，而在此運動能夠紓解壓力，對我眞是一大幫助。

開始的兩年內，曾因其他疾病而住院，所以只好持續地服用降壓藥物，同時進行運動。但到了第三年時，已經改善到不需要服用藥物的狀態了。高的爲一五〇毫米，低的

●岩山女士的血壓資料

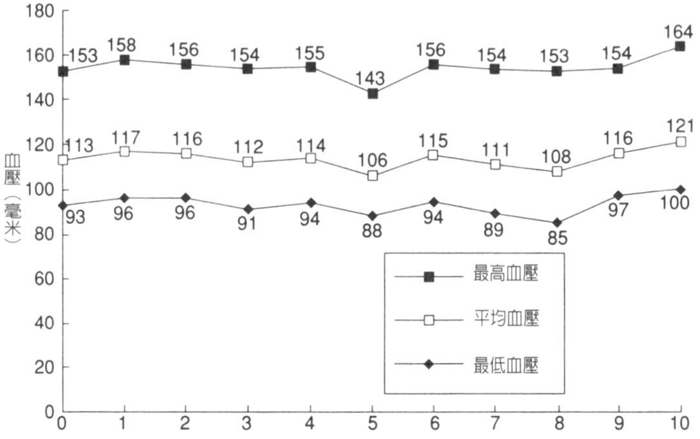

爲八〇～九〇毫米，非常穩定。高的爲一五〇毫米，在別人看起來好像有一點過高，但是，醫師說，對我而言，這已經算是穩定狀態了。因爲具有個人差嘛！不只血壓下降，而且浮腫也消失，恢復體力。我想，只要持續運動，身體的感覺一定會更好。

每當因爲其他疾病而去看其他科的門診，或者是因爲住院，沒有辦法運動時，都讓我覺得很不舒服。足腰孱弱，身體各處出現異常狀態。臉和腳浮腫，甚至出現變形性膝關節症這種膝的疾病……原本爲了降血壓而開始實行運動療法，但沒想到對其他的症狀也都有效。當然，如果有一陣子不運動的話，血壓還是會高低起伏，而且也不能夠停止降壓藥的服用。

總之，一週只要好好的運動三次，血壓下降就不需要倚靠藥物，身體的情況很好，這是我經由一〇年來的親身體驗，而得到的結論。耳鼻喉科和整形外科的醫師也都非常了解我的情形。有時候還會開玩笑說：「最近身體的感覺不甚好喔！趕緊再開始運動吧！」

主治醫師（堺孝明醫師）的說明

●●●●●●●●●●●

像岩山女士除了高血壓以外，還患有其他種疾病，這種人也很適合運動療法。藉著運動，使身體自然產生對抗疾病的抵抗力，能夠預防及改善疾病。岩山女士每次礙於其他因素而不能運動時，總會發現身體的感覺變差。有了這種經驗之後，實際感受到運動療法的效果，因此，能長時間持續實踐運動療法。

●T女士的血壓變動

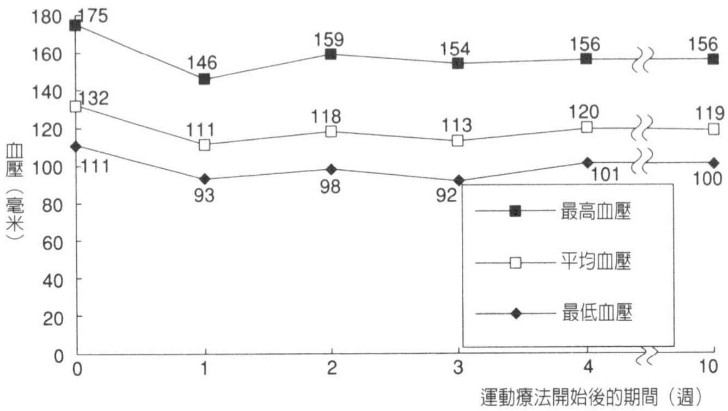

原本半信半疑 孰料運動療法效果驚人

▶T女士（四七歲，主婦）

●在五年前，總覺得自己頭腦裡好像裝水泥似的，非常沈重，而且無法成眠。這種日子持續了兩～三天。到附近醫院接受診斷，結果發現血壓非常的高。高的爲一八〇毫米，低的爲一三〇毫米。醫師說必須服用降壓藥，因此開始服用降壓藥。

服用藥物過了八個月，結果有一次出外旅行忘了服用藥物，血壓立即又上升了。令人困擾的是，這次即使服用藥物，血壓也無法下降。醫師說：「以往的藥量已無效，必須要再增加藥量。」

事實上，我的母親也是高血壓患者。打從孩提時代，我就親眼見識降壓藥所造成的痛苦。當時是只有利尿劑的時代，母親每次服用藥物後都很想睡覺。經常說，藥不適合她，而且還說，一旦服用血壓藥後就不能夠停止服用了。因此，我在四、五年前就開始服用藥物，以後的情形將如何，讓我感到非常不安。事實上，我對服用藥物本身原本就有一種抵抗感，而且，聽說要增加藥量，使我非常煩惱。

就在這個時候，得知福岡大學醫院有一種能治療高血壓的運動療法。我看完雜誌上的報導後，即趕緊前去進一步了解，並接受各種檢查。原則上，運動療法是不需要藥物就可以進行的。因此，去醫院之前，我一點也不擔心。

擁有體力，浮腫消除

既來之，則安之，所有的擔心都被拋到九霄雲外。結果也真的出現了效果。開始運動前，高的為一七五毫米，低的為一一一毫米的血壓，在一〇週後降為一五六毫米、一〇〇毫米。老實說，最初我是半信半疑，但是我實際感受到，血壓真的下降了。

以前不管到哪裡都是坐車，根本不曾運動。體力很差。踩健身腳踏車，最初也是用

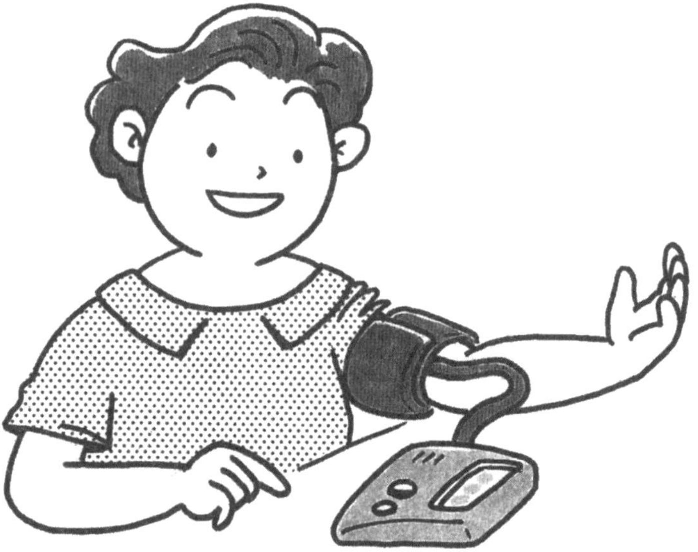

比五、六〇歲的人更低的運動負荷來進行的。但是持續之後，即逐漸產生體力。不久之後，即使是更大的運動負荷，我也能夠若無其事的進行。

運動之後，連膽固醇都降低了，令我感到很驚訝。我的總膽固醇嚴重時達到二八〇mg／ℓ，運動之後，降低爲二一〇mg／ℓ。膽固醇有好壞之分，而壞膽固醇減少，HDL好膽固醇增加了。

另外一件事情，就是利尿作用。每次運動後都很想上廁所，令我感到很不可思議。以前在血壓高、狀態不良的時候，早上起床之時，兩腳都感覺鬆鬆軟軟的，水腫得非常嚴重。而運動之後，就沒有這種現象了，周圍的人都說：「你變瘦啦！」體重並沒有減輕，但是浮腫消失了，所以看起來就像是變瘦了。

大約兩年的時間，每週三次，不間斷的持續運動，身體的感覺變得非常的好，但是後來因爲家庭的關係，沒有辦法繼續做運動，血壓於是又上升了。不是那種因爲停止藥物服用時突然上升，而是慢慢地上升。所以總以爲不要緊，而掉以輕心，等到察覺情形不妙時，已經上升到非常高的情形了。於是，難免就會慌了手腳。像這樣的經驗，已經出現過好幾次了。

所以現在還是繼續服用降壓藥。並且，買了部健身腳踏車自己在家中踩。像我，只要持續運動的話，血壓就會下降，這是經由親身的體驗而証明的事實。把健身腳踏車擺在起居室，一週三次，一邊看錄影帶，一邊踩。

主治醫師（堺孝明醫師）的說明

運動具有利尿作用，能夠將身體多餘的鹽份與水份排出體外。像T女士，藉著運動療法，產生利尿效果，以去除浮腫，就是很好的例子。T女士運動前血壓比較高，所以運動療法效果相當好。但是因爲家庭的因素。而沒有辦法繼續運動。因此，血壓又逐漸上升，不得不再次投以藥物，並在自宅繼續運動療法。結果，藥量雖不到常用量，卻依然能夠出現降壓效果。也就是說，運動療法與藥物併用的話，就能夠減少藥量。

●C先生的血壓資料

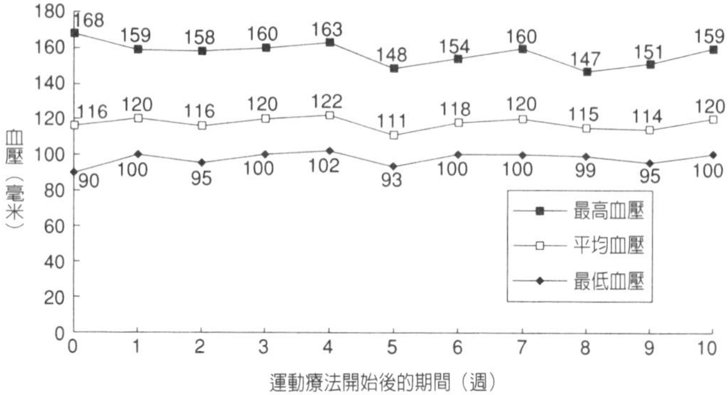

利用運動穩定血壓現已成為不可或缺的日課

西章（六四歲・自營商）

身高：一六一公分　體重：七三公斤（運動療法前），七二・二公斤（一〇週的療法後）

●年輕時，就知道自己血壓高，但是一直都是採取放任不管的態度。加上本身從事自營業，所以實在沒有辦法定期去接受健康診斷。大約在六年前，偶爾到衛生所量血壓，結果發現高血壓爲一八五毫米，低血壓爲九五～一〇〇毫米。

血壓竟然這麼高，著實令我感到相當驚訝。衛生所於是介紹我到福岡大學醫院，開始進行運動療法。後來，沒有服用藥物，一直進行運動療法，已經六年了。

開始後大約過了三年，血壓上下起伏，並不穩定，但從第四年開始終於穩定下來了。運動療法的成果，有人出現比較快，而我則屬於出現比較慢的一型。現在血壓高為一三〇～一四〇、低為六〇～八〇毫米。但如果睡眠不足，太過勉強或喝太多酒，則會變成一五〇毫米與九〇毫米，因此要特別注意。

以前很少運動，但是開始運動之後，立刻就習慣了。一小時很快就過去了。每天早上八點半到九點半做做運動，然後再回家工作，即為我的日課。運動之後，則覺得神清氣爽，心情非常愉快。只要一天沒做運動，總覺得好像缺少什麼似的。

藉著運動之賜，不服用藥物，血壓就能自動下降。我想，持續運動的確能夠提升效果。事實上，偶爾出外旅行，三天不運動，血壓就會稍微上升。不需要特別注意飲食，依然喝酒，但是我想，只要能持續運動，就不用再擔心了。

主治醫師（堺孝明醫師）的說明

西君，十分適合利用運動療法來達到降壓的效果。由於他很快就能體驗到運動消除壓力的效果，所以長期持續運動療法，的確出現了降壓效果。當然，除了可以藉著運動消除壓力外，如果和擁有同樣煩惱的人一起聊聊，也能夠消除壓力。四君即因為了解運動療法意想不到的效果，而能長期持續地運動。

體重減輕停止服用藥物

川添志於美（六〇歲・家庭主婦）

●以前工作每天都非常辛苦，喜歡游泳，工作完後就去游泳，回家時大概晚上八點或九點。然後吃晚飯，在一、兩點時睡覺。早上很早就起床，又工作……這樣的生活，對於我這種年紀的人來說，也許不是很好吧！

四年前，停止工作時，正好感冒了。拖了三個月都沒好，到附近去看內科，結果發現血壓偏高。

到底有多高，我已經不記得了。不過，醫師建議我服用降壓藥。服用藥物一陣子，周圍的人說：「血壓藥服用以後，就不能停止了！」讓我感到有點不安。而醫師也只說：「穩定了！」並沒有詳細說明。

服用一〇個月之後，我就不再服用了。

當時，體重七一公斤，是明顯的肥胖體。除了血壓之外，我也想減輕體重。

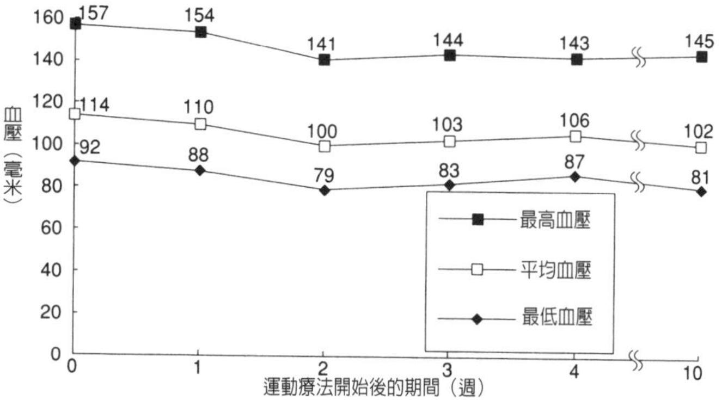

於是打電話到福岡大學的內科詢問。結果，護士問「血壓如何？」而我回答：「有點高，自己已經停止降血壓藥的服用了。」於是，她很親切地把電話轉給主治醫師，為我說明。

醫師幫我預約了門診的時間。在門診時，聽到運動療法的說明，於是我決定參加。

一〇週內出現了效果

兩個月內進行各種檢查，而且開始踩健身腳踏車。因為游泳鍛鍊了身體，所以體力沒問題。可是，從沒騎過自行車，剛開始時，臀部肌肉非常地痛。

至於血壓方面，不服用藥物，高血壓為一五七毫米，低血壓為九二毫米。開始運動一〇週後，為一四五毫米，八一毫米。

一週騎自行車三次，其他的日子則游泳。開始運動療法已經兩年了，感覺它好像成爲我生活的一部分了。

雖然從自家到大學要走四〇分鐘，但是我覺得，走路本身就是一種非常好的運動。從我家到巴士站，快步走往返三〇分鐘，包括購物在內，一天走一小時。體重這兩年來，已經減輕了五公斤。

開始運動療法的另一個好處，就是壓力消除了。據說壓力與血壓有關，想想以往我的確有很多的壓力積存。運動之後，壓力發散，覺得神清氣爽。和擁有同樣環境的人在一起，一邊聊天，一邊輕鬆地運動。「這一週還有兩次，要多努力喔！」大家都會彼此互相鼓勵。

這樣下去，我想持續幾年之後，一定會有更好的結果出現，心中默默地期待著。一週三次的運動療法是我優先考慮的事情，我打算一直持續下去。

主治醫師（堺孝明醫師）的說明

女性，尤其生產後的肥胖，會使血壓增高，像川添女士就是這種典型。光靠運動療法幾乎無法減輕體重，但是，正如荒川先生所說的「體重沒有減輕，但是白肉變成紅肉了」。藉著運動療法能夠改變身體的內容，脂肪減少，肌肉增加。

●川添女士的血壓變動

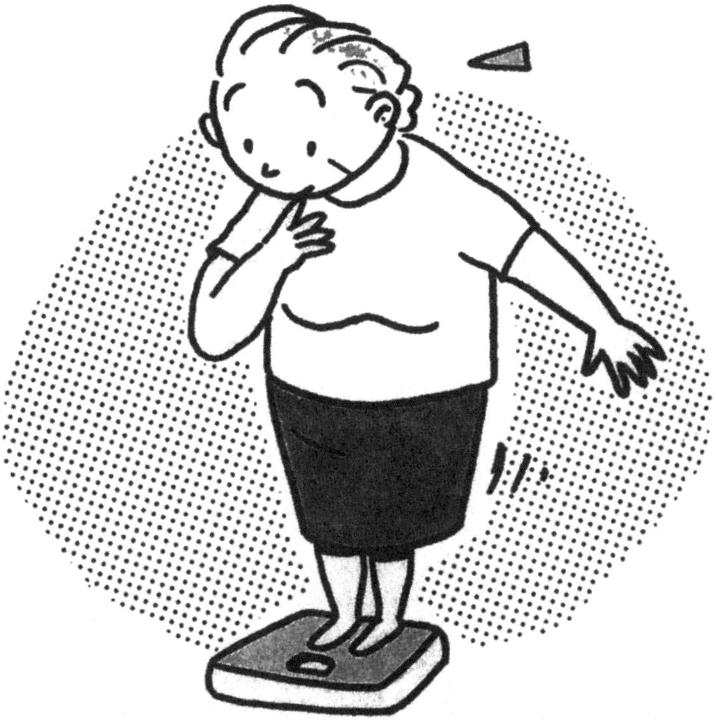

第2章

能輕鬆降血壓的運動方法

有一段時期曾經認爲運動以後血壓會上升，因此，高血壓的人總是被歸類爲不能做運動的人。但是根據近年許多研究發現，運動其實能夠有效地治療及預防高血壓。

現在，運動療法已經被視爲高血壓最好的治療法之一，而且這是世界各國所達成的共識。合適的運動不僅可以減肥，同時運動也會直接產生降血壓的作用。就和改善飲食內容的食物療法一樣的，利用運動治療的方法就稱爲運動療法。

運動療法不只會降血壓，同時也能預防腦中風、心肌梗塞等嚴重的併發症，以及其他的成人病。而且，不會有藥物療法的副作用煩惱。

另外，運動療法絕對不會損害患者的「生活品質」，反而能夠提高生活品質，是一種絕對可以安心進行的治療法。但是，這並不是說任何運動都可以達到降血壓的效果。運動療法和藥物一樣，一定要選擇最有效、最安全的方法。

錯誤的運動不但無效，而且甚至還會造成危險。一旦決定採行運動療法，一定要到接受治療的醫療機構以及專門的運動場所，接受正確方法的指導才行。

福岡大學體育系的進藤、田中兩位教授經過多年的研究之後，將研究成果命名爲「微笑輕鬆運動」，作爲高血壓的運動療法，建議患有高血壓的人不妨進行這個運動。

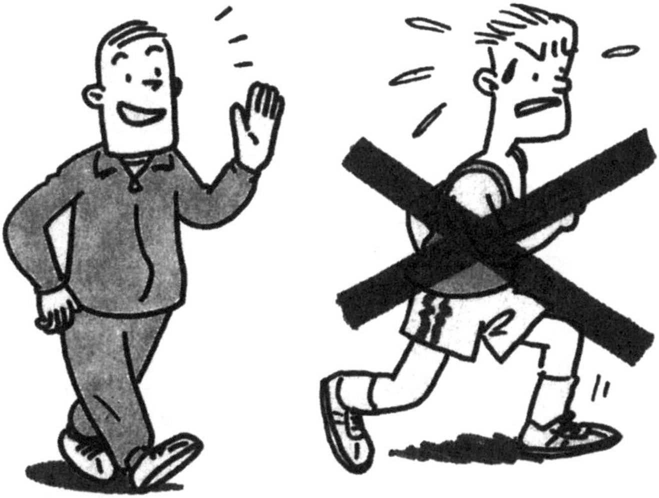

◉——「微笑輕鬆運動」的建議

高血壓的運動療法，我建議「微笑輕鬆運動」。就是在運動中，不會喘氣喘個不停，心臟不會劇烈跳動，能夠輕鬆持續的運動。可以和隔壁的人一邊聊天，一邊談笑的進行運動，因此，我稱之為「微笑輕鬆運動」。

吃重的運動，可能會使您咬牙切齒，皺紋擠在眉間，呵呵不斷的喘氣進行。這類的運動並不好。

太過於吃力的運動，在運動中血壓大幅上升，反而會引起心肌梗塞等併發症。所以這類運動並不適合當成高血壓的運動療法。

輕鬆運動，以數值來看，就是以沒有辦法再繼續努力下去的運動（跑跳等），約一半量的運動強度。以專門術語而言，也許大家聽不慣這個字眼，但其實就是最大氧攝取量的五〇％的強度。

所謂最大氧攝取量，就是在一分鐘內體內所吸收的氧的最大量。

這數字愈大，表示能夠輕鬆的吸收氧，因此運動能力較高，有體力。

例如我們在電視上會看到一些馬拉松選手，揹著袋子戴著口罩，在跑步機上奔跑。這是爲了測量沒有辦法再繼續努力，運動時身體所吸收的氧量，也就是最大氧攝取量的運動（最大運動能力）。而「微笑輕鬆運動」則爲其五〇％，也就是約一半強度的運動。

在運動的後半期只會輕微出汗而已！

當然，因人而異，體力不同，輕鬆的程度也各有不同。

體力比較不好的人，與體力較好的人相比，「微笑輕鬆運動」強度當然更低。

「微笑輕鬆運動」具有以下的特徵——

(1)　不是劇烈運動，所以肉體、精神兩方面都不會太疲倦。

(2)　運動中，血壓只會稍微上升一點，所以即使是高血壓（輕症～中等症狀）的人，也都能安心進行。

(3)　不會使疲勞物質「乳酸」蓄積在肌肉內，因此不會感到疲勞，能夠長時期持續運動。

(4)不容易引起心臟缺氧的問題，所以安全性較高。
(5)不用擔心腳的肌肉或關節受損。
(6)能夠適當的去除身體的脂肪。

◉——「微笑輕鬆運動」具有其他效果

「微笑輕鬆運動」是緩和的運動，所以與年齡無關，能夠安全的持續下去。而且，經由實例證明的確有效。

首先談到降壓效果。概言之，開始運動兩個月後，效果就會出現。根據我們的研究，一〇週內的運動療法，大約半數的患者，最大血壓會降低一〇～二〇毫米（血壓的單位，正確的說法是㎜Hg），最小血壓會降低五～一〇毫米。持續運動二〇週後，有效的患者數，增加爲七八％。

持續運動，除了降血壓之外，還會產生各種的好處。例如，有體力、心臟功能順暢，也就是說，形成即使運動也不容易疲累的身體。

此外，好膽固醇增加，能預防動脈硬化、胰島素功能順暢、改善糖尿病。而且，還具有防癌效果（詳情請參照第六章）。

此外，有的人雖然運動，但是血壓卻無法下降到正常值。高的血壓下降，但低的血壓無法下降的人也不少。

一般而言，高血壓歷時較長的人，低的血壓有較高的傾向。這是因爲血管變硬的結果，所以很難出現運動療法的效果。

但是，即使血壓無法如先前所預料的下降，運動的人與不運動的人相比，死亡率仍明顯偏低。

雖然血壓沒有下降很多，但是利用運動改善身體其他的狀態，結果就會大大降低高血壓併發其他疾病的危險。

運動療法就算無法得到期待的降壓效果，但是，持續運動的意義仍然相當大。

◉──以脈搏跳動次數為標準做運動

對某些人而言，「微笑輕鬆運動」應該如何來測量呢？正確的說法，只要測定體內乳酸物質就可以了解了。

但是這並不是大家都可以進行的方法。以下將爲各位介紹的是，不論何時何地，任

●在福岡大學進行運動療法的情形。正踩著健身腳踏車

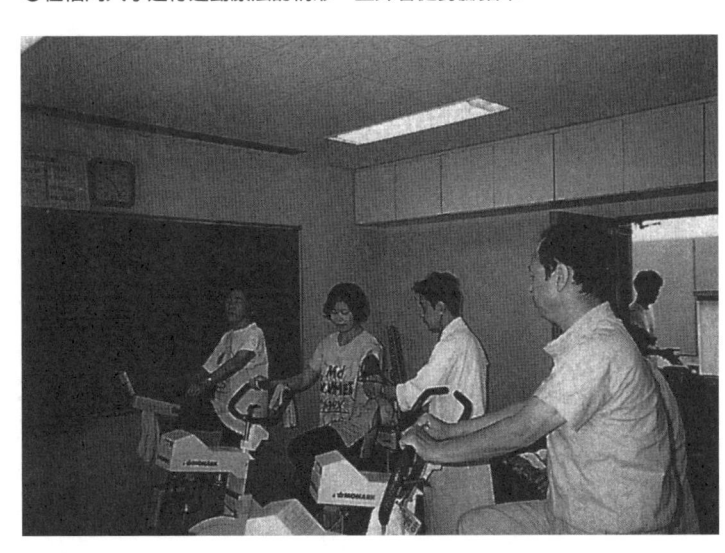

何人都能夠簡單測定的方法。

其標準就是運動中的脈搏跳動次數。

脈搏跳動次數會隨著運動強度的增加而增多。

也就是說，可算是身體所具備的運動強度的指標。

依年齡的不同而有不同，通常一分鐘脈搏跳動的次數，三〇幾歲爲一三〇下，四〇幾歲爲一二〇下，五〇幾歲爲一一〇下。

這就是「微笑輕鬆運動」的標準。

如果要正確測量運動中脈搏跳動的次數，需要特別的儀器。

但是，即使沒有這一類的測量儀器，只要在剛做完運動後，測量脈搏跳動次數，就可以推測配合年齡的目標脈搏跳動次數。

一分鐘的脈搏跳動次數要正確的測量出來，確實很不容易。因此，最好是使用各種健康器材，自動計算出心跳次數，這是以一分鐘心跳的次數爲基準。這時，按照以下的計算公式導出的數值，就是您的目標心跳數。

〔138－（年齡／2）＝目標心跳數〕

例如，五六歲的人，五六除以二等於二八，用一三八減二八等於一一〇。也就是說，一分鐘的心跳次數爲一一〇下的運動，對這個人而言，就是「微笑輕鬆運動」。而心跳數的誤差，如果是在這個數值前後五下以內，就沒問題了。

如果沒有辦法進行一分鐘測定的話，可以如以下的方式——

測定十五秒，然後再乘以四。停止運動時，加上一分鐘內減少的脈搏跳動次數（一〇），即可求得正確的數值。

首先，以一定的速度走五分鐘，然後停下來，立刻（一〇秒內）測量脈搏跳動次數十五秒。

這個數字，如果和以下計算公式所導出的數值相同的話，則表示這個步行速度對您而言，就是「微笑輕鬆運動」的速度。

〔32－（你的年齡／8）＝運動剛過後15秒內的脈搏跳動次數〕

●在俱樂部使用自行車測力計或跑步機時，以一分鐘的脈搏跳動次數為標準

年齡	目標心跳數
30	123
35	121
40	118
45	116
50	113
55	111
60	108
65	106
70	103
75	101
80	98

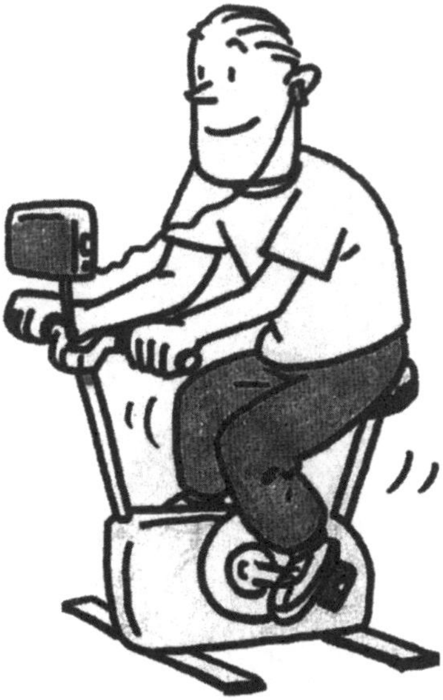

例如五六歲的人，先用五六除以八等於七，然後再用三二減七，答案是二五。也就是說，一五秒內的脈搏跳動次數爲二五下的運動強度，就是這個人的「微笑輕鬆運動」的強度。

一分鐘內，就是25×4=100，和前述一分鐘內的測定值不同。

但是，如果一分鐘內停止運動的話，脈搏跳動會減少一○下，再加上這個部分（一○），爲一一○，和測定值一致。

如果十五秒內的脈搏跳動次數比這個數值更多的話，表示這個運動強度已經超過最大氧攝取量的五○%，要稍微減慢走路的速度。

相反地，如果脈搏跳動次數比這個數

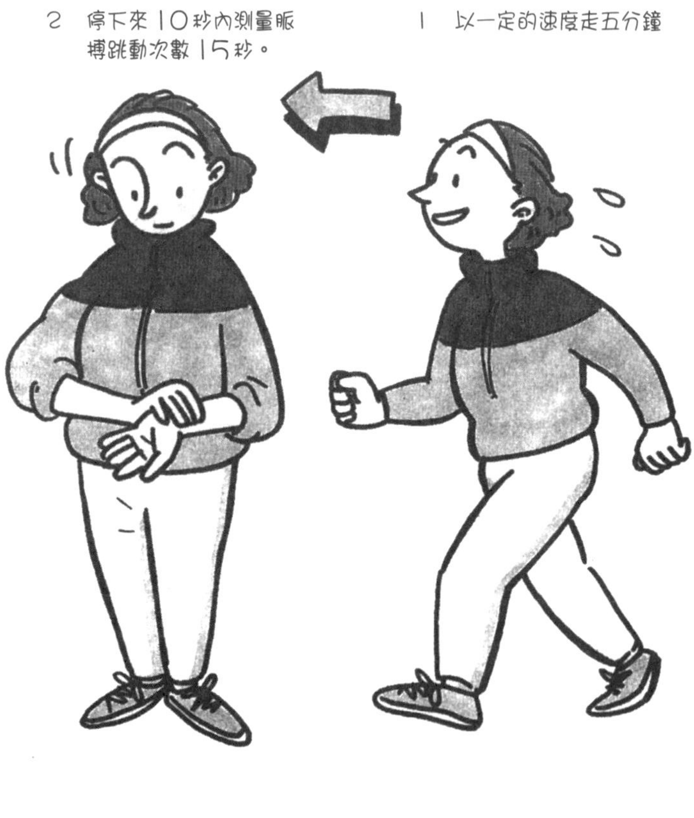
1　以一定的速度走五分鐘
2　停下來10秒內測量脈
搏跳動次數15秒。

4　目標心跳數

年齡	15秒內*1 測定的目標心跳數	*2 2分鐘內測定的心跳數
30	28	123
35	28	121
40	27	118
45	26	116
50	26	113
55	25	111
60	25	108
65	24	106
70	23	103
75	23	101
80	22	98

仔細計算的話是
*1　32—（您的年齡／8）
*2　138—（您的年齡／2）

3　要測量拇指下方橈骨動脈

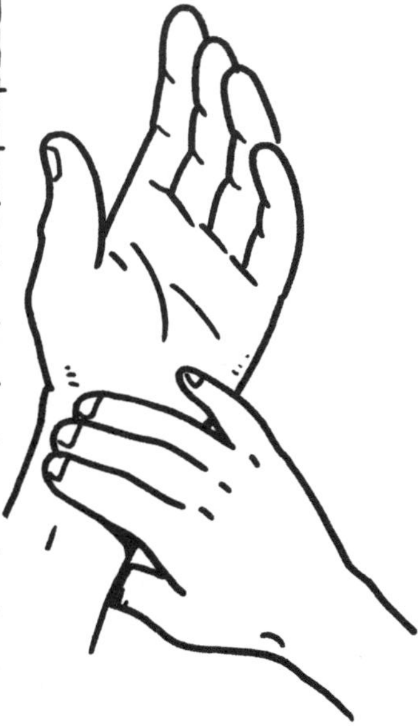

值更少的話，就要加快速度。

但是，只有一、兩下的誤差，不用擔心。

平常，不會自己測量脈搏的人，也許會覺得這個方法比較麻煩，但是只要試試看，立刻就會習慣了。

測量幾次之後，藉著不斷跳動的脈搏的規律，就可以感覺到自己的輕鬆運動強度。

◉——習慣之後即單純依賴感覺

除了心跳次數或脈搏跳動次數之外，更簡單的方法，就是在運動中自己在何種程度覺得很痛苦，也就是基於「自覺尺度」的方法。脈搏跳動次數是「身體的負擔度」，而自覺尺度就是「心理負擔度」的指標。

這個自覺尺度，對於決定運動強度而言非常重要。

如果不懂得測量脈搏，或是覺得很麻煩的話，只要以自覺尺度（主觀的強度）爲基準就可以了！

自覺尺度從「非常輕鬆」開始，到「相當輕鬆」、「輕鬆」、「稍微難過」、「難過」、「相當難過」、「非常難過」七個階段。

●感覺運動強度的表現分為七階段──輕鬆運動是在「稍微難過」更下方的程度。小野寺孝一、宮下充正：關於全身持久性的主觀強度與客觀強度的對應性。跟據體育學研究21(4)：191-203、1976

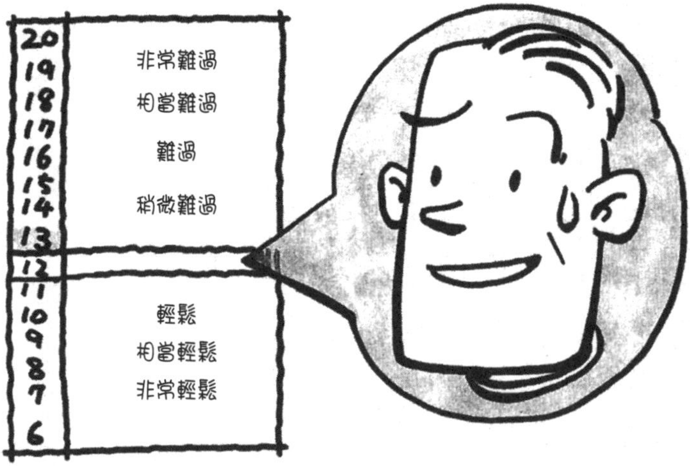

「微笑輕鬆運動」就是指在「稍微難過」之前的運動。

到了「難過」時，體內的乳酸會增加，對於運動療法而言，強度過強，就不能稱為「微笑輕鬆運動」了。

太過輕鬆，也無法得到運動效果，所以「緩慢的速度」也不能當成運動療法。因此，不要到達「非常輕鬆」的地步，要感覺「稍微難過」。

這種程度的運動是剛剛好的強度。這種強度的運動，即使運動一小時後，也不會殘留疲勞感。

如果願意的話，甚至還可以再繼續運動一小時。

能夠長時間持續的運動，才能算是

「微笑輕鬆運動」。

即使是不擅長運動的人，如果是「微笑輕鬆運動」的話，因爲不會產生痛苦感，所以能夠持續下去。

持續一週，自己的身體就能了解到自己的輕鬆程度並且能夠實際感覺到運動的快樂持續運動，體力逐漸增強，輕鬆程度也能提升。脈搏跳動次數相同，但是走路的速度卻加快了。

運動成果會讓您自覺體力增加了。

不妨定期測量脈搏，並配合當時的體力，以輕鬆的速度走走路運動一下！

●——以一週進行三小時為目標

運動時間，至少一天三〇分鐘，盡可能六〇分鐘最理想。

不必每天進行，一週進行三~六次，一週的運動時間總計一八〇分以上就可以了。

例如，一天三〇分鐘，一週進行六天，或者是一天一小時，一週進行三次也無妨。

但是，不需要一天進行兩小時、三小時，太過勉強也不好。

與其一次將整個禮拜的運動量做完，還不如分幾天來進行更有效果。

有時太過忙碌，沒有辦法撥出運動時間。這樣的日子，即使把一天份的運動分成兩、三天也無妨。

在日常生活當中，不妨多花點工夫，製造運動的機會。

例如上班族，可以在上班時提早一站下車，走路到公司。

儘量不要搭乘升降梯或電梯，多爬爬樓梯。

中午休息時間，盡可能到公司附近散散步。

家庭主婦的話，不妨稍微繞點路購物等等。

在日常生活當中，巧妙納入運動，並使之養成習慣，也是很好的方法。

另外，和通勤者運動不同的，就是在工作場所，以及勤務中的活動等都不能夠計算在內。還有的人說，我光是工作或家事，一天就已經充分活動三〇分鐘或一個小時了。

但是，這種活動一般而言並不能納入運動療法的計算中。

在公司或家裡面活動的人，也應該另外確保運動療法的時間才對。

走路，是輕鬆運動的基本形，也可以算是入門篇。此外，還有一些適合的運動。

◉——該選擇何種運動

運動種類，以不需要用力，能夠慢慢長時期進行的全身運動最適合。這類的運動能使呼吸旺盛，將身體所需要的氧充分吸收到體內，因此又被稱爲「有氧運動」。

例如走路或慢跑、游泳、有氧舞蹈、騎自行車等等，都是典型的有氧運動。相反的，忽然停止呼吸，用力，需要暴發力或速度的運動，稱爲「無氧運動」。像舉重或一〇〇公尺賽跑等，即爲其代表例。像這種短時間內，必須拿出全力來的運動，不適合高血壓患者。

不僅不適合，反而會使血壓急速上升，非常危險。

最適合當成高血壓運動療法的，就是具有溫和強度的有氧運動。

其中最簡單的一項就是走路，而且是隨時隨地，不管是誰都可以進行的。

所以，在此建議各位務必多走路。

要有效獲得運動效果，必須要活動較大的肌肉。在這一點上，走路要支撐全部的體重，在肌肉中要使用最大的大臀肌（臀部的肌肉）以及大腿頭肌（四肢）。

全身肌肉大約七成在下半身，結果能強健足腰，而且，對骨形成刺激，防止骨質疏鬆症。

走路不光只是活動腳而已，同時也是活動全身的運動。

在腳往前踏出時，手自然地擺動，因而牽動背部和肩膀的肌肉，使全身的肌肉很有節奏的活動。

走路具有較容易維持輕鬆速度的優點，同時不是與他人競爭的運動，故而能夠輕而易舉地調節速度。

另外一方面，慢跑，尤其像馬拉松等，運動強度過強，對於腳和膝關節的負擔增大，特別是年長者和肥胖者，或以往從來沒有從事過這類運動的人，可能會損傷膝蓋，或成爲雙腳受傷的主要原因。

有一些經常做運動，比較有體力的人，可能會一開始就進行慢跑等運動，但是，還是必須配合自己的情形來運動。即使「以前曾經做過」，可是，請千萬不要忘記自己是高血壓患者。

有些患者就是因爲運動強度過強，因而對血壓造成不良影響，這種例子眞可謂是屢見不鮮。走路可說是最安全，毫不勉強，最基本的運動。

對於即使是不曾從事運動的人，或是經常運動的人，走路這種運動，都可說是相當好的「微笑輕鬆運動」。

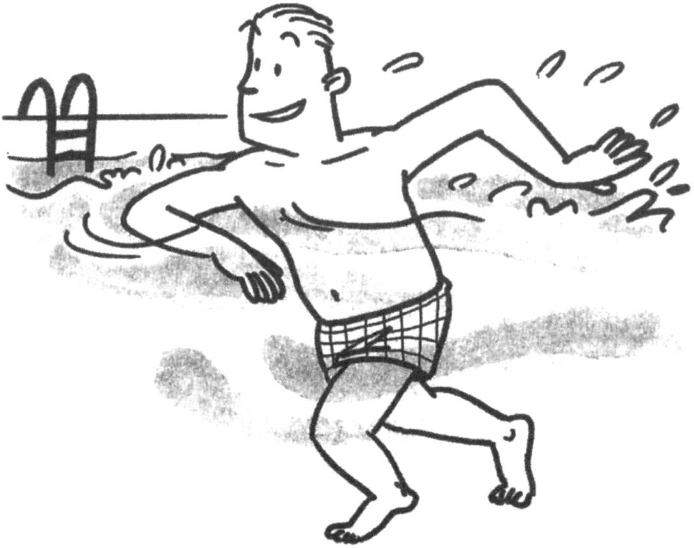

即使比平常走路速度快些，感覺好像乘風破浪般的走路也無妨，可以看看街景，欣賞一下花草，也可以哼哼歌，保持心情輕鬆地走路即可。

◉——水中步行的降壓效果

游泳是一種全身運動，非常適合當成運動療法。

但是，如果游得不好，或停止呼吸游泳，或沒有辦法保持輕鬆的速度，則會成爲強度過強的運動。

在這一點上，「水中漫步（步行）」即使不會游泳的人，也能輕易辦到。這是因爲水具有浮力，因此比起在陸地上走路而言，對於足腰的重力較少。因此，對於特別肥胖的人，或是腰痛的人，膝容易受損的人最適合。

水中漫步的降壓效果到底有多少呢？爲各位介紹某位患者的實例。

某家公司的董事長，長期患有高血壓。

即使服用降壓藥，最大血壓仍然在一五〇毫米左右，而最小血壓在一〇〇毫米左右，無法降得更低。

若再投與更多的藥物的話，則又會擔心副作用的問題。因此，只好從努力改善生活做起。

有一天診察時發現，竟然降至一二〇／七〇毫米，已恢復爲正常血壓。醫師覺得非常驚訝，於是問他原因何在。

他回答：「不瞞您說，我最近開始在游泳池中進行水中步行。」進行水中步行之後，血壓即降至正常了。對此，醫師非常訝異，並建議幾位高血壓患者也採行這種方法，結果都非常有效。

在短期間之內，血壓就下降了。

在水中漫步，爲什麼能出現如此顯著的降壓效果呢？據研究，原來是水中漫步會刺激「心房性鈉利尿荷爾蒙」的分泌。

●從各種運動的安全性和效果來看適合及不適合高血壓的運動療法

A　最適合	步行、水中步行、騎自行車、遠足、社交舞、體操、太極拳
B　要注意	慢跑、游泳、爬樓梯、登山、有氧舞蹈、高爾夫球、舉啞鈴
C　不適合	網球、棒球、足球、排球等球類競賽、滑雪、柔道、劍道、跳繩、舉重

也就是說，因爲在心臟入口的「心房」處分泌的荷爾蒙，發揮了強力降壓作用所致。

一旦運動時，由於肌肉收縮，靜脈血回到心房。心房血液增加時，就會分泌心房性鈉利尿荷爾蒙。

這個荷爾蒙，具有擴張血管的作用，同時能夠促進利尿作用，能夠使原本太多的血漿量減少。

也就是會將「血液太多了，要減少一些」的信號，從心臟送達整個身體的荷爾蒙。在水中步行時，這種荷爾蒙的分泌會大量地增加。

血管擴張作用和利尿作用，也是降壓藥的兩大效果。而心房性鈉利尿荷爾蒙具有這兩大降壓作用，結果，血壓便下降了。

◉——室內運動可利用健身腳踏車

踩健身腳車和步行同樣的，是最適合當成輕鬆運動的一種運動。

其運動負荷量能夠自在的調節，而且，在訓練中，脈搏跳動次數也會透過儀器自動地記錄下來。

另外，也是最重要的，即可以維持使適合自己體力的運動速度。

此外，因爲是坐著進行，所以會減少對腰和膝的負擔，不用擔心受傷的問題。患有腰痛毛病的人，或是肥胖的人、年紀大的人，以及以往幾乎不做運動的「運動初學者」，都可以採用這種方法。

健身腳踏車可在室內進行，與天候和時間無關，隨時都可以進行。

可以一邊聊天，一邊看電視或錄影帶、聽音樂、看書，或者是練習英文會話……也可以一邊做自己喜歡的事情，一邊踩著健身腳踏車。

輕鬆運動當然是要能夠輕鬆進行的運動，而這種「邊做運動邊做其他事情」也是可以辦到的。

能夠有效的利用時間，而且輕鬆的做運動，的確是其一大魅力。

在室內能夠進行的運動，還有使用「跑步機」的運動。

可以在不斷往前移動的帶子上走路或跑步的機器，和健身腳踏車一樣，能夠調節運動負荷量（速度），也能夠計算運動中的脈搏跳動次數。

一週高血壓運動療法日記（199　年　月）

姓名：　　　　　　出生年月日：	
血壓 mmHg　運動療法前　／　、目標　／	目標體重
目標脈搏跳動次數	目標脈搏跳動次數（輕鬆速度）

記錄

日期		月　日	月　日	月　日	月　日	月　日	月　日	月　日	一週內合計或平均
週		日	一	二	三	四	五	六	
運動種類									
運動時間									
血壓 mm Hg	運動之前	／	／	／	／	／	／	／	／
	運動終了	／	／	／	／	／	／	／	／
	其他 AM PM	／	／	／	／	／	／	／	／
脈搏跳動次數	運動前								
	運動中								
	運動終了（10分後）								
體重	AM PM	Kg	Kg	Kg	Kg	Kg	Kg	Kg	
啤酒、酒、葡萄酒、威士忌、白蘭地									
菸		支/日	支/日	支/日	支/日	支/日	支/日	支/日	支/日
自覺症狀									
感想									

◉——偶爾換個心情輕鬆爬爬山

最近中高年齡層很喜歡的登山運動，只要不是險峻的高山，也可以算是步行延長線上的運動。可當成運動療法一環，爬標高三〇〇公尺左右的山，稱爲「輕登山療法」。

這種高度的山，單程不需要花一小時，不需要什麼特別的準備。與其說是登山，還不如說是散步，或者是遠足。

一個月進行一、二次輕登山療法，可以體會到與平常步行不同的心情，有一種新鮮感。山上森林的空氣中含有很多的芬多精（PHYTON CID）和氧，二氧化碳比較少，因此空氣清新。沐浴在充滿芬多精的大自然之中，不但對身體很好，而且能使精神放鬆，整個人神清氣爽。

但是，必須要特別注意的是，必須配合山的坡度，調節步行的速度，而且比起走在平地時，運動量更大。

所以，必須要減慢速度。

基本上，這也算是一種「微笑輕鬆運動」。總之，一定要維持適合自己脈搏跳動次數來登山，當然，水分的補給也很重要，因此，爬山時，千萬別忘了帶水或茶。

◉——下工夫持續一生

運動療法最重要的就是，要能夠長期持續下去。打算持續一生，配合自己的喜好選擇快樂的運動是最好的。

如果說只是一種「爲了健康必須努力」的悲壯義務感，很快就會停止了。

最近，非常流行的「社交舞」，也是一種全身運動，不妨可以多加採用。年長者在年輕時，有的人很會跳舞，想到自己青春時代，而這種速度較爲輕鬆的社交舞，對於健康而言，的確是很好的方法。

體操或太極拳等也是相當安全且有效的運動。

上表是運動療法中適合與不適合的運動。如果是「要注意」項目中的慢跑或游泳、有氧舞蹈等，由於運動本身較爲劇烈，所以很難維持輕鬆速度。「微笑輕鬆運動」的運動歷時較長，具有足夠的體力，是屬於「老手」的人就沒有問題。

如果是才開始進行運動的人，則必須要特別注意。

而「不適合」的項目，則表示是運動量非常劇烈的「競賽型運動」，必須要停止呼吸，用力的運動，對高血壓的人而言很危險，所以一定要避免這些運動。

此外，如果能夠持續如左頁般的運動療法日記，更能夠了解其效果。

◉——去除高血壓原因為先決條件

運動療法對於「輕症」到「中等症狀」的高血壓患者非常有效，但是絕對不適合「重症」的高血壓患者。

所謂重症是最低血壓高於一一五毫米以上的人，或是已經出現心臟、血管系列併發症的人。

這些人，由於隨時都有可能引起腦中風或心肌梗塞等毛病。因此在運動中，一旦血壓上升的話，就非常危險了。

重症高血壓患者，必須優先採用藥物療法。

首先，利用降壓藥使血壓降到安全線以下，然後再加入運動療法。等運動效果出現之後，且血壓確實已經下降，即可減少降壓藥量的服用。

當然，這個判斷要由醫師來進行的。

高血壓的運動療法是非常緩和的輕鬆運動，而且，雖說是緩和的運動，但它仍然是一種運動。

高血壓，尤其是重症患者，開始運動之前，一定要接受醫師的診察。

首先要診察的就是，必須先確定高血壓的型態，不是「二次性高血壓」，而是「本態性高血壓」。因為運動療法乃是對於本態性高血壓的治療法。

至於二次性高血壓一定要先治療造成高血壓原因的疾病，才能消除高血壓。所以，這種高血壓與運動療法無緣。

即使已經確定是本態性高血壓，其次還必須調查有無併發症，以及高血壓的症狀及程度。此外，除了高血壓以外，還必須檢查心臟、腎臟等是否隱藏其他的疾病。

事前的檢查，除了高血壓的檢查之外，還有呼吸器官、循環器官的檢查，以及一般健康診斷。具體而言，就是血壓測定、血液檢查、尿液檢查、眼底檢查、胸部X光檢查，以及心電圖檢查等。

高血壓的程度即使只是輕症，如果心臟有問題的話，也不適合從事運動療法。我再說一次，不要進行外行人判斷，一定要接受醫師的專業檢查，然後才可以進行運動。當然開始運動之後，也要定期接受診察。

◉——利用「微笑輕鬆運動」恢復年輕

在福岡全日空飯店有會員制的俱樂部。這個俱樂部實施「微笑輕鬆運動」已經二〇年了。會員數男性五五三人，女性二五七人，平均年齡六〇歲，是年長者較多的運動俱樂部，的確展現了增進健康效果。

在同俱樂部實施的健康調查如下——

一〇年來，一週持續運動一八〇分鐘以上的人，最大氧攝取量（體力）增加，體重平均減少三．五公斤，總膽固醇和中性脂肪、血糖值降低，好膽固醇增加……

隨著年齡的增長，不但體力一點也沒有衰退，反而還提升了，過著與成人病無緣的健康生活。

此外，同一俱樂部的會員中，完全不運動的人又如何呢？運動時間一週不到九〇分鐘，在俱樂部主要是利用三溫暖，一〇年來體力比以前差很多。平均體重增加二公斤，總膽固醇和中性脂肪、血糖值都有上升的傾向。

這些人，隨著加齡，體力衰退，開始邁入成人病之路。而與持續運動的人之間，出現了對照的結果。

小柳勝己（七三歲），五四歲入會之後，一直持續輕鬆運動。現在，一週到俱樂部六天，利用跑步機花一小時一〇分鐘跑一〇公里的距離。每年，在俱樂部所舉行的「健康度前十名」中，體力、運動時間經常居於領先地位。雖然年屆七〇歲，可是還參加夏威夷馬拉松賽，跑完全程的四二、一九五公里。

「三〇幾歲時，看起來好像老了二〇歲，但是現在反而看起來年輕了一〇歲。就算是爬地下鐵的樓梯，也能夠一氣呵成地爬上來，大家都很驚訝。自己也覺得比年輕時更有元氣了！」

開始進俱樂部時，血壓高爲一七〇毫米，服用降壓藥。但是現在不需要藥物，維持一四〇／八〇毫米的正常數值。身高一六七公分，原本七〇公斤的體重，現在減輕爲六三公斤。

小柳笑著說：「藉著運動之賜，身體沒什麼不好。」

在同一個俱樂部，像小柳這種非常得意、擁有「運動健康體」的人相當多。

第3章

運動療法對治療高血壓有效的理由

◉——何謂血壓

血液在體內循環，將氧和營養素送達身體的各細胞。血液的循環中，會發揮極大作用的，就是心臟。

心臟無休止的進行收縮與擴張，發揮類似幫浦的作用，使血液在體內循環。

每當心臟收縮時，血液被強力擠出到主動脈，而由主動脈再通往大小動脈，而後進入毛細血管。

毛細血管，就好像交換熱的散熱器一樣。而與散熱器的熱不同的，就是將氧和營養送達組織，吸收二氧化碳和老廢物。

血液由折返點開始，通過靜脈，再回到心臟。

血管大致分爲動脈、毛細血管、靜脈。

血壓是指使血液流動的能量，藉此血液才能推開血管壁流動。依血管形態的不同，分爲動脈血壓、毛細管血壓、靜脈血壓、肺動脈血壓等。

我們一般所說的血壓是指動脈血壓。也就是說，從心臟送出的血液，給予動脈血管壁的壓力就是「血壓」。

那麼，血壓是如何構成的呢？包括心壓縮量和血管抵抗兩大支柱。

心壓縮量是指，因心臟收縮所擠出的血液量，而血管抵抗則是指，血液流動時，血管壁所產生的抵抗。血壓則不論心壓縮量或血管抵抗，任何一種上升時就會上升。

除了這兩大支柱之外，還有促使血壓上升的因子。包括血液全體量（循環血液量）增加，或血液的黏性（檢查項目中的血球比容計）增大，或者是主動脈失去彈性，血管變硬，血壓也會上升。

◉——血壓有「高」「低」之分

心臟反覆收縮與擴張。心臟收縮時，血液一氣呵成，流入主動脈。大量血液強力在血管中流動，這時血壓最高，稱爲「收縮期血壓」，也就是一般所謂的「最大血壓」，或是「最高血壓」。也有稱之爲「上面的血壓」。

相反的，心臟停止收縮，放鬆（或擴張）時，血液從靜脈流回心臟。心臟本身會擴張，接受來自大靜脈的血液。因此，這時留在主動脈的血液量減少，血壓最低。心臟擴張時的血壓，稱爲「擴張期血壓」，也就是一般所謂的「最小血壓」，或是「最低血壓」。也有稱之爲「下面的血壓」。

由此可知，血液循環對主動脈造成壓力，隨著心臟的活動，會升高或降低。所以，必須要同時測量「最大」與「最小」血壓，理由就在於此。

●——高血壓的診斷

血壓經常變動。例如，晚上睡覺時較低，白天活動時較高。此外，也會因爲季節而變動，夏天比較低，冬天比較高。平常若無其事的動作，例如吃飯，或者是上廁所、爬樓梯、咳嗽、抽菸等，都會使其升高。

最近，所謂「白衣性高血壓」的現象，成爲問題。也就是說，在醫院測量血壓，發現比平常的血壓更高。

看到穿著白衣的醫師和護士感到緊張，結果血壓上升。不過隨著家庭用血壓計的普及，這一型的患者已經明顯減少了許多。

由此可知，血壓會因爲一點點的小事而變動。因此，光是測量一次的血壓，並不能夠診斷爲高血壓。

所謂的高血壓，是指比正常血壓更高的狀態，慢性持續的情況。

在門診時，通常患者要先坐下來安靜五分鐘，然後，要連續測量三次血壓。三次當

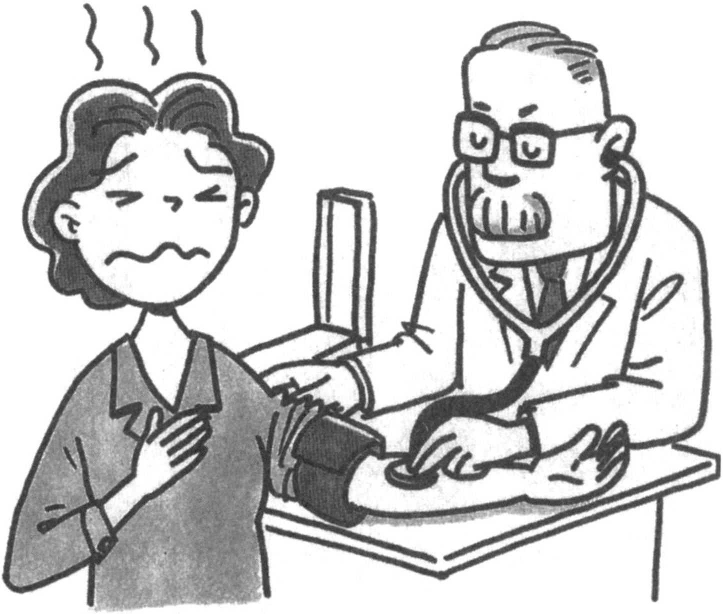

中，取後面的兩次，算出平均值，然後過幾天再測量。

當然問診也很重要。患者的病歷、生活習慣，以及家人中是否有高血壓、心臟、血管疾病的患者等等，都必須要詳細加以詢問。

如果判定是高血壓的話，則還要進行血液檢查、尿液檢查、心電圖檢查、胸部X光檢查、眼底檢查等，看看有沒有隱藏的疾病或是併發症。藉此分析高血壓的型態以及症狀程度。

◉——高血壓的範圍

高血壓是指最大血壓（收縮期血壓）一四〇毫米（血壓的單位，正確的說法爲

mm Hg）以上，最小血壓（擴張期血壓）九〇毫米以上。最大血壓與最小血壓兩者都超過這個數值，或者是有任何一方超過這個數值，都可算是高血壓。

「雖然最大血壓較高，最小血壓較低就不要緊了，只要血壓上下的間隔較大就可以了！」這是以前專家的判定標準。但是，現在已經知道這是錯誤的看法了。

上面血壓與下面血壓之間距離多大多小，根本無關。只要有一方比較高的話，就是高血壓。

上面的血壓較高，下面的血壓較低型，以老年人較多見。

以前這類的患者，不知道是否眞的要接受高血壓的治療，但是，光是上面的血壓較高，將來出現腦中風或心肌梗塞等併發症的危險性仍然很高。

所以，還是要利用藥物，降低血壓，預防併發症。這是經由後來的研究得知的事實。因此，現在這一型的人也要積極接受治療。

高血壓的定義，隨著時代的改變而改變。

自一九九三年以來，國際上慣用的定律，乃世界衛生組織（WHO）與國際高血壓學會（ISH）的合同委員會所制定的基準。也就是說，高血壓的基準，最大血壓一四〇毫米以上，最小血壓九〇毫米以上。而如果沒有到達這個數值的話，就算正常血壓。

●（WHO）與國際高血壓協會（ISH）所訂的高血壓1993年的定義

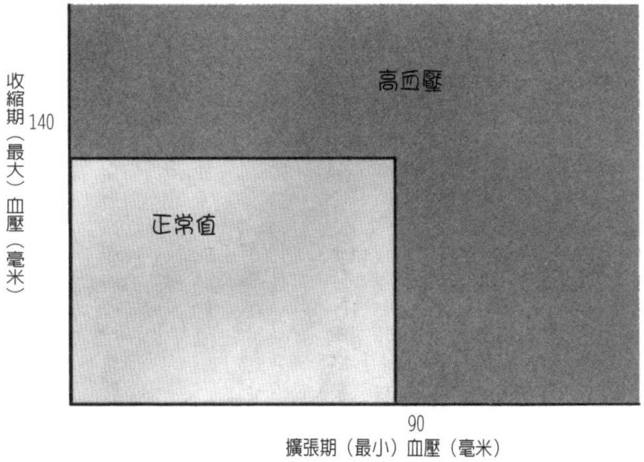

正常血壓中，如果較高的血壓接近標準值的話，也很危險。因此，美國高血壓學會合同委員會的診斷基準定義最大血壓一三〇～一三九毫米，最小血壓八五～八九毫米之間為「正常高值」。也就是說，在正常範圍內，還不算是高血壓。但是，在不久的將來，有可能成為高血壓的患者，也就是現今屬於預備軍的人，必須多注意自己血壓的變化。

◉——要預防止併發症血壓愈低愈好

高血壓的基準，與以前相比，設定的比較低。為什麼呢？因為，血壓並沒有說到達這個地步還不要緊，而超過這個地步就很危險的明確界限。

我們唯一可以確定的就是，血壓愈高的話，

引起腦中風或心肌梗塞等併發症的危險率就會增加，而愈低的話，危險率就愈少。

即使在正常血壓的範圍內，也是如此。

舉個具體的例子，爲各位說明一下。

請看左頁圖說。

這是在美國波士頓近郊，佛來明哥地區居民長年追蹤調查的研究結果。

根據這個結果顯示，最大血壓愈高的話，罹患心肌梗塞等冠狀動脈疾病（將血液送達心臟肌肉的是冠狀動脈，冠狀動脈阻塞時，就會引起心肌梗塞）的比率增加了。最大血壓不到一四〇毫米，不算是高血壓患者的人，如果在一二〇毫米以上的人與在一二〇毫米以下的人相比，則發生心肌梗塞的比率明顯較高。

而在日本情形又如何呢？日本也出現同樣的結果。

75頁圖則是對日本福岡縣久山町的居民追蹤調查（九州大學醫學部第二內科）的結果。最大血壓、最小血壓都很高，則腦梗塞的發症頻度相對亦較高。但並不是說從哪個數值開始會突然增加的。

現在，高血壓定義是，最大血壓一四〇毫米以上，最小血壓九〇毫米以上，但是，這並不具有普遍性。

●最高血壓越高的話，表示罹患心肌梗塞等冠狀動脈疾病的可能性越高。
這是以美國佛來明哥市的市民為對象所進行的研究。

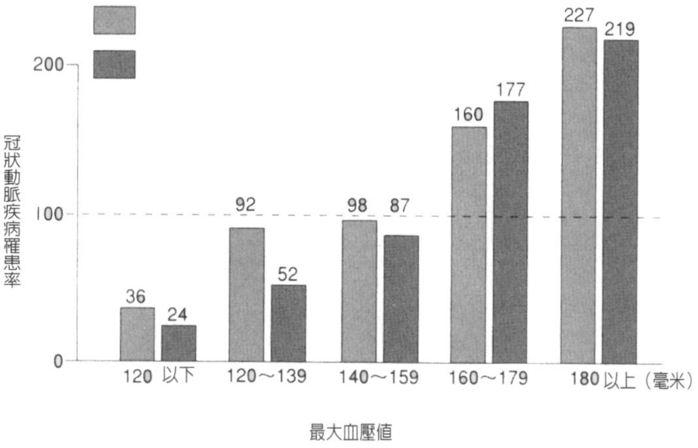

也許，將來的基準會設定的更低。例如，美國基準也許將高血壓定義爲包括「正常高值」在內，上爲一三〇毫米以上，下爲八五毫米以上。總之，要防止腦中風或心肌梗塞等可怕的併發症，血壓還是低一點比較好。

●—各種高血壓的成因

高血壓分兩種型態，就是「本態性高血壓（又稱一次性高血壓）」與「症狀性高血壓（又稱二次性高血壓）」。本態性高血壓是指，沒有原因疾病，只是血壓很高，本身形成疾病本態的意思。九成以上的高血壓患者都屬於這種高血壓。

另一方面，症狀性高血壓則是因爲背後有原因疾病或藥物，因此使血壓上升的狀態。原因疾病有很多，最多的就是腎臟疾病。例如，慢性腎炎等腎臟不良，或者是腎臟動脈狹窄阻塞。

此外，腎上腺或甲狀腺等內分泌系統的疾病，心臟或血管的疾病，以及中樞神經的疾病等，也都會引起高血壓。

還有一種藥劑性高血壓，也就是因爲服用某種藥而使血壓上升。代表性的藥物就是類固醇（腎上腺皮質荷爾蒙）或口服避孕藥、頭痛藥，以及含有甘草的漢方藥（肝臟藥）等。這時，只要停止藥物的服用，就能降低血壓。因此，接受高血壓的診察時，一定要將所服用的藥物告訴醫師。

症狀性高血壓與本態性高血壓不同，由於明白血壓上升的原因，因此，以治療疾病爲先決條件。

如果疾病能夠治好的話，血壓自然就能恢復正常了。

◉——原因為遺傳因子與環境因子

高血壓患者中，佔壓倒性多數的本態性高血壓，是指原因不明的高血壓。但是，這乃是指無法特定出直接原因，而並不是不了解引起高血壓的原因。關於引起血壓上升的

●血壓越高罹患腦梗塞的機率越高。根據九州大學醫學部第二內科對於日本福岡縣久山町居民為對象所進行的研究。

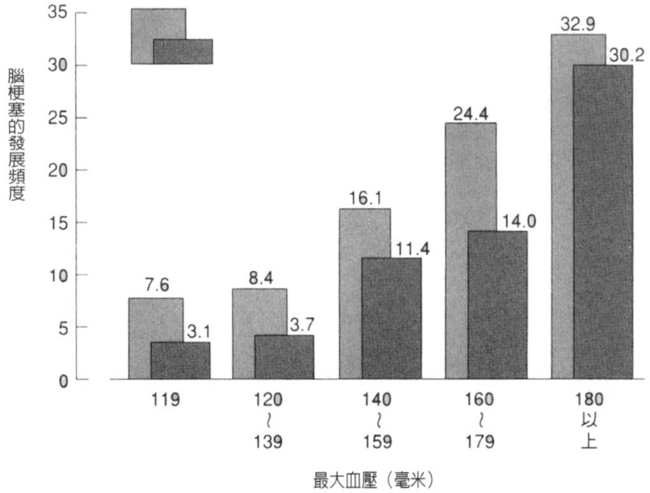

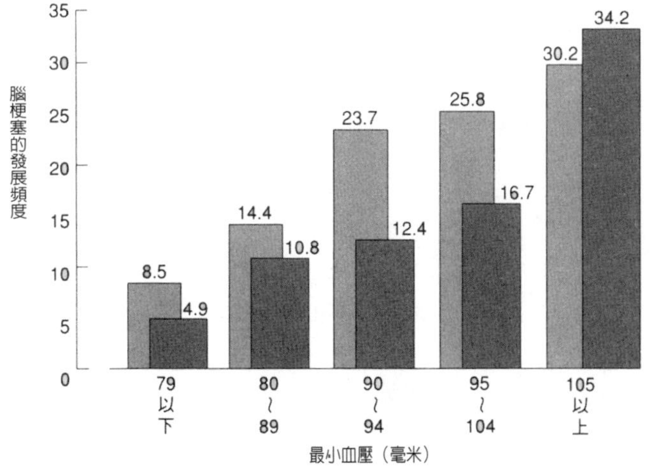

諸要因，目前已經了解到相當深入的地步了。其要因包括遺傳因子與環境因子。

遺傳因子，並不是說由高血壓的父母生下來的孩子，一定會得高血壓。而是說，承襲了容易罹患高血壓的體質。而我們有這類體質，又加上容易引起高血壓的環境因子，就會使高血壓發症。

讓我們以植物的發芽來做比喻。也就是說，遺傳因子是種子，環境因子是太陽和水。種子要成長發芽，陽光和水是不可或缺的。相反的，若沒有陽光和水，種子就不會發芽。對高血壓而言，也是如此。

高血壓的遺傳因子，是指在體內調節血壓的各種因子（包括具有使血壓上升作用的因子，與使血壓下降作用的因子）。兩者保持平衡，血壓就能維持正常。

但是，擁有容易罹患高血壓體質的人，對於血壓上升作用會產生敏感反應，因此使平衡瓦解。

而具有使血壓上升作用者，包括一般人情緒高漲時會發揮作用的交感神經的功能增強，或者是，使血管收縮的體內物質（高血壓蛋白酶原，血管緊張素系列）容易增加、腎臟排泄鹽分中鈉的功能減弱、血管擴張與利尿作用（血管舒緩素、激肽系列等）較弱等等。

●本態性高血壓的原因與生活習慣等環境因子及不會出現在表面的遺傳因子兩者都有關

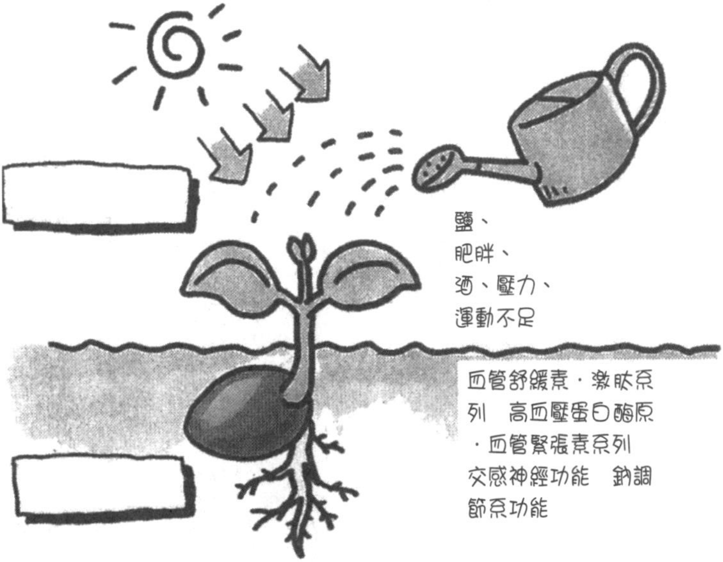

但是，光是這樣的體質，也就是說，種子維持原狀，絕對不會發芽。如果沒有加入環境因子這種促進發芽的因子的話，高血壓就不會發症。

像過著原始社會生活的原住民沒有高血壓患者，等到移居到文明社會之後，才會出現高血壓的患者，理由就在於此。

那麼，文明社會中的環境因子到底是什麼呢？目前經由學問確認的有五項，就是食鹽攝取過多、肥胖、酒喝過多、壓力以及運動不足。

當然，到底何者會發揮較強的作用，因人而異，各有不同，不過幾乎都是一些項目複合造成的影響。

總之，由於生活的偏差引發了高血壓，這一點絕對沒錯。

【食鹽】

食鹽攝取過多是高血壓的危險因子，這是一般大眾都知道的知識。但是，並不是對所有的人而言都是如此。高血壓的患者當中，有的人對於食鹽產生敏感反應，但有的人並非如此。因爲攝取食鹽而血壓容易上升者稱爲有「食鹽感受性」的人，佔高血壓患者的三～四成。這一型的人體內吸收鹽分的機能較強，因此鈉會積存在體內。鈉使體液量增加，而且具有幫助血管收縮的作用，結果使血壓容易上升。

【肥胖】

肥胖者罹患高血壓的比例，比非肥胖的人罹患高血壓的比例高達兩倍以上。當體重增加時，心臟送出血液的量也會增加。一旦肥胖時，胰島素這種降低血糖值的荷爾蒙（糖尿病患者使用最多的荷爾蒙）的功能不良，結果使血壓上升。

肥胖不只是高血壓，也是各種成人病的溫床，因此要特別注意。順便一提，肥胖是指體重超出標準體重二〇％以上的情況。

【酒】

剛喝過酒後，由於血管會擴張，因此血壓會下降。但是，習慣大量飲酒之後，血壓

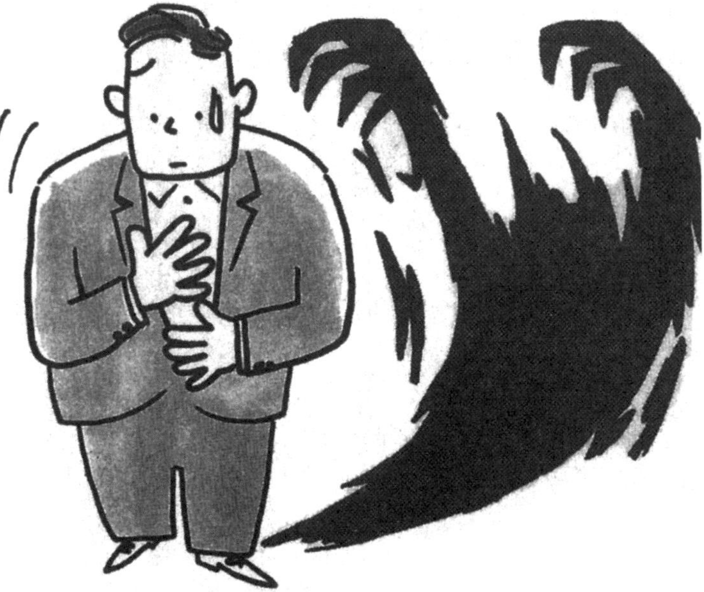

就反而會上升。

事實上，高血壓的發症率與飲酒量成正比，亦即喝酒會使血壓升高。

大量飲酒的人必須控制在一天只喝一壺酒的程度，要儘量戒酒。如果是這種程度的量，對於血壓幾乎不會造成影響，而且能夠預防動脈硬化，對於身體會產生好的影響，使酒成爲百藥之長。同時，也能使好膽固醇增加。

【壓力】

不安與緊張、憤怒等精神的壓力會刺激交感神經，使血管收縮。壓力累積越多的人，高血壓的發症頻率就越高。在醫院測量血壓時會比平常血壓較高的人，是屬於「白衣性高血壓」，這也是受到壓力的影響所致。

【運動不足】

運動量較少時，也會提高高血壓的發症危險性。運動本身具有降血壓的作用，這與減量效果是不同的。持續運動的話，則在體內使血壓上升的物質（升壓物質）就會減少，而相反的，使血壓下降的物質（降壓物質）就會增加。

關於運動的降壓效果，在第六章還會為各位詳加敘述。

◉──高血壓為何可怕

高血壓幾乎沒有自覺症狀，因此對日常生活不會造成任何妨礙。但若是放任不管，有一天突然會發生，而且好像車子到達終點站的事態。所謂終點站就是因爲高血壓而引發致命的併發症，例如腦中風或心肌梗塞等等。

事實上，血壓越高，因爲這些疾病而死亡的機率就越高，這乃是根據世界上醫學研究而得知的事實。

也就是說，雖然高血壓不是直接的死因，但是卻會引起嚴重的併發症，而使人縮短壽命。這就是高血壓最可怕之處。

因此，它也有「隱形殺手」之稱。

高血壓的併發症包括腦中風（腦溢血和腦梗塞）、心臟病（心肌梗塞或狹心症、心不全等）、主動脈破裂，以及腎臟病（腎硬化症、腎不全）等。這些都是會危及生命的重大疾病。那麼，爲什麼高血壓會引起這些疾病呢？

持續血壓較高的狀態，會使血管受損，因而造成動脈硬化。

所謂動脈硬化就是指血管壁因有膽固醇的積存而變硬，血管本身進而變得脆弱，且血管內腔變狹窄的狀態。

當動脈逐漸硬化後，就很容易導致血管破裂、血管阻塞、血液流通不順暢等等。

像腦溢血、腦梗塞、狹心症或心肌梗塞等疾病，就是因爲腦和心臟的血管出現這種症狀而造成的。

此外，腎臟的血管當動脈逐漸硬化後，會導致腎功能惡化，最後引起腎不全。

同時，高血壓還會對心臟造成負擔。當血壓升高時，爲了戰勝壓力，必須提升心臟幫浦作用，送出血液。因此，心臟肌肉肥厚、心臟肥大稱爲心肌肥大。當心肌肥大進行時，心臟的血液不敷使用，心臟血液不夠卻又要增加過多的負擔，就會出現心律不整或猝死、心不全等等的狀態。

所以，高血壓絕對是不容忽視的疾病。如果將高血壓放任不管，就好像搭乘特快車駛向人生的終點一樣。這班命名為「高血壓號」的特快車，坐起來並不會覺得有什麼不舒服（沒有自覺症狀），使人不注意它到底是駛往何處，這就是它的陷阱。

一定要深刻地了解到特快車的意義，並盡可能早點下車，換搭慢車。相信只要藉著適當的生活改善及適當的治療，就能夠使這輛列車及時煞車。

●——藥物無法完全防止併發症

高血壓的治療包括使用降壓藥的「藥物療法」，以及不使用藥物，光靠運動或營養師指導的飲食及生活習慣的改善而降血壓的「非藥物療法」。

本態性高血壓最重要的就是要改善引起血壓上升的諸要因，在依賴藥物之前，原則上是採用非藥物療法。

例如減鹽、節酒、減重、運動等，戒菸、獲得足夠的睡眠、放鬆心情等都很重要。尤其要保持從日常生活中來治療疾病的習慣，這才是治療的基本原則。

如果下方的血壓不到一〇四毫米，且沒有併發症出現，是屬於輕症高血壓的話，不妨先利用這些非藥物療法，觀察情況三個月。

如果血壓還不下降的話，才使用藥物療法，這是國際間建議負責治療的醫師所採行的一般原則。反之，如果已經血壓非常的高，且併發症已經開始出現，屬於重症的狀態時，一開始就要使用降壓藥，使血壓盡快下降才行。

降壓藥大致分爲兩大類，其下又分爲以下六種。

第一種就是減少循環血液量的藥物，能促進體內鈉和水分排泄的「利尿降壓藥」和抑制心臟幫浦馬力的「β遮斷藥」。

第二種就是擴張血管的藥物，一共有四種。首先就是遮斷引起血管收縮交感神經作用的「α遮斷藥」。

其次就是抑制具有使血管上升作用的某種物質的藥物「血管緊張素變換酵素阻礙藥（ACE阻礙藥）」，以及抑制血管收縮的「鈣拮抗藥」或「血管擴張藥」。

到底要使用哪一型的藥要由醫師來決定，依患者的病情不同而有不同，有時要併用一些藥物。

總之，要選擇最適合患者的藥物。此外，關於降壓藥在第四章還會詳細爲各位敘述，請參考。

目前在市面上有各種不同種類的降壓藥，高血壓藉著降壓藥就能夠輕易下降，但是

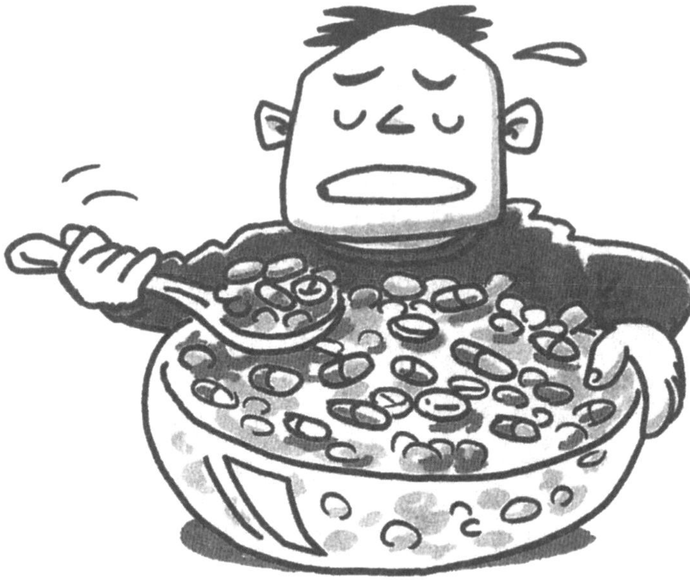

藥物的治療當然有它的界限存在。

利用降壓藥使血壓下降，能夠防止腦中風或心肌梗塞到某種程度，但是只是「到某種程度」而已，不是說完全會消失，而且藥物還有副作用。

世界各地對於藥效進行大規模的調查研究，結果發現到目前爲止只有一半的藥物能達到預防效果。

藥物一定有副作用。最近藥物的品質提升，與以前相比副作用減少了，但是對身體而言畢竟是異物，當然會造成不好的影響。

處理不當的話，副作用還可能會引起其他的疾病。

另外一方面，高血壓這種病很少是單

●膽固醇和高胰島素等引起成人病的要因與高血壓有密切的關係（根據Tecumseh Blood Pressure Study S.Julius:Hypertension 21,886-893,1993）

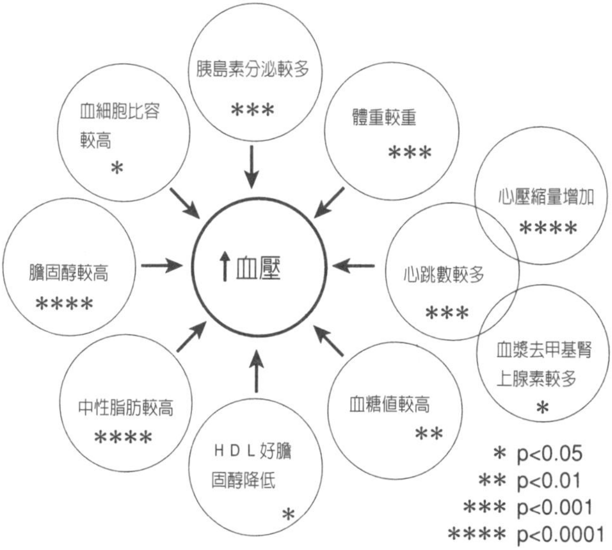

獨存在的，大多會合併糖尿病或高脂血症等各種的疾病出現。請看上圖。這是美國密西根大學的朱斯里教授針對某個城市居民調查的結果，發現配合血壓的高低，有可能併發其他許多危險的病態。

例如，膽固醇或中性脂肪較高，或者是稱爲好膽固醇的ＨＤＬ較低。即使還沒有到達糖尿病的地步，但血糖值較高、胰島素分泌太多、心跳次數太快和心拍出量增加、體重過重、血細胞比（血液的黏性）太高……。這些都是容易引起腦中風和心肌梗塞的「危險因子」。

也就是說，高血壓只是成人病這酒

席中的一道菜餚而已！

當然，不管那一道菜餚對身體都不好，所以全都要改善才行，因此有很多的藥物。例如，降低膽固醇藥、降低中性脂肪藥、降血糖藥等等，對於各種症狀都是有效的藥物。但是，這些藥物是否全都要使用呢？的確如此。每天必須持續服用堆積如山的藥物，這可說是很好的狀態嗎？

◉——利用運動治療高血壓最理想

依賴藥物治療高血壓往往就會變成這種狀態，這的確非常糟糕，我想不管是誰都會認為這並不是好的狀態。

在面臨這道障礙時並反省之後，現在重視的是不使用藥物，亦即能夠改善偏差的生活而降血壓的方法，也就是非藥物療法。

非藥物療法當中，尤其是運動療法方面最近締造佳績，成為治療高血壓的最優良方法之一，而且在國際間加以鼓勵。運動為什麼會對高血壓很好呢？目前已經徹底明瞭其原因了。

一九九一年WHO出版了指導原則，而九三年國際高血壓協會（ISH）及美國高血壓合同委員會在指導原則中正式納入運動項目。

而在日本，九六年四月健康保險制度修改，允許高血壓患者可以採用運動療法。醫師在開降壓藥處方的同時，也可以製作運動菜單或書寫注意事項的處方箋（參照88頁表）交由患者，建議患者運動，現在已經由國際間認同，將其視爲是醫療的一環。

而且，運動不止能夠降血壓，也能夠改善其他各種的病態。除了高血壓之外，能夠消除肥胖和壓力，對於糖尿病和高脂血症也具有治療的效果。最近甚至有資料顯示有助於防癌。

不再需要服用堆積如山的藥物，只要運動流汗就能得到健康——這的確是極具魅力的治療法。

高血壓運動療法處方箋

<table>
<tr><td colspan="3">姓名</td><td colspan="3">出生年月日</td></tr>
<tr><td colspan="3">臨床診斷</td><td colspan="3">服用藥物
無
有（種類與量）</td></tr>
<tr><td>自覺症狀</td><td colspan="2">頭痛、頭昏眼花、血氣上衝、肩膀痠痛、其他</td><td colspan="3">安靜時血壓　／　mmHg
安靜時心跳數　／　分</td></tr>
<tr><td>個人病歷</td><td colspan="2">・腎病
・糖尿病
・高脂血症
・其他</td><td>家族病歷</td><td colspan="2">・腦中風　・糖尿病
・心肌梗塞　其他（　）
・心不全</td></tr>
<tr><td colspan="2" rowspan="2">運動負荷試驗結果</td><td rowspan="2">負荷時最大心跳數</td><td>飲酒
吸菸</td><td colspan="2">無　壺／日
無　根／日</td></tr>
<tr><td rowspan="2">尿
血
血液
肝
腎
其他</td><td colspan="2" rowspan="2">（　）
GOT（　）、GPT（　）γ-GTP（　）
BUN（　）、Cr（　）
(Hb Aic　)</td></tr>
<tr><td>心電圖觀察</td><td colspan="2"></td></tr>
<tr><td colspan="2">種類（○印）</td><td>運動強度（○印）</td><td colspan="2">一日運動時間（○印）</td><td>回數（○印）</td></tr>
<tr><td colspan="2" rowspan="2">步行
水中步行
游泳
慢跑
健身腳踏車
其他
（　）</td><td>心跳數（次／分）
100　105　100
115　120　125</td><td colspan="2">10分
20分
30分
40分
50分
60分
（　）分</td><td rowspan="2">1回／週
2回／週
3回／週
4回／週
5回／週
6回／週
7回／週</td></tr>
<tr><td>非常輕鬆
輕鬆
稍微難過
難過
其他</td><td colspan="2">6,000步
8,000步
10,000步
12,000步
（　）步</td></tr>
<tr><td colspan="3">運動療法施行時的注意要點</td><td colspan="3"></td></tr>
<tr><td colspan="3">年　月　日　醫療機構名稱
所在地
醫師名</td><td colspan="3"></td></tr>
</table>

第4章

您所服用的降高血壓藥及其作用

高血壓的治療首先必須藉著飲食和運動等進行生活改善，觀察情況。如果血壓還是無法下降的話，就要服用降壓藥。

若血壓値非常地高，而且併發症已經併發出來的重症高血壓，最初一開始就要服用降壓藥。

如果最小血壓在一一五毫米（血壓的單位，正確的說法爲mmHg）以上時，醫師就會開始採用藥物療法。

降壓藥有很多種，要視患者的狀態分別使用。依其年齡、性別、高血壓型態的不同，使用的藥物也不同。

參看左頁表格就可以知道，自己所服用的藥物到底是屬於何種成份，不過基本上最好還是詢問醫師。

降壓藥大致分爲兩種。

也就是說，減少血液循環量的藥以及擴張血管的藥。

如果加以分類的話，可分爲以下五種。

◉——減少血液循環量的藥

●主要高血壓的藥物名稱及其分類

降低心壓縮量的藥物		降低血管抵抗的藥物		
β遮斷藥	利尿劑	ACE阻礙藥	α1遮斷藥	Ca拮抗藥
TENORMIN SECTRAL KERLONE SANDLE ARTEXAL CAROPAN 等等	FLUITRAN NATRILIX NORMELAN DIART ALDACTONE TRITEREN 等等	CAPTOPRIL RENESE ADECUT INHIBACE ZESTRIL CIBACEN TIATENOL 等等	MINIPRESS DETANDOL CADRALAZING 等等 α2刺激藥 CATAPRES ESTULIC WINPRESS 等等	ADALATL NIVADIL BAYLOTENSIN CLARUTE CORONANYL NORVASC HERBESSER-R8

【降壓利尿藥】在體內鹽分積存較多時，血中的水會增加，而血壓就會上升。降壓利尿藥作用於腎臟，具有將體內多餘的鹽分和水分一併排出的作用，藉此增加尿量。

也就是去除鹽分的藥物。

所以如果是屬於鹽分攝取過多，導致體液量增加、血壓增高的患者，可以使用這種藥物。

降壓利尿藥依作用於腎臟的方式不同，而分爲「噻嗪系列利尿藥」「環利尿藥」「鉀保持性利尿藥」這三種。

【β遮斷藥】交感神經緊張，使心臟跳動快速，血壓收縮、血管上升。在交感神經功能當中，抑制心臟迅速跳動，降血壓的就是屬於β遮斷藥。

β遮斷藥是用來治療脈搏跳動太快型的心律不整或狹心症。適合心臟容易跳動快速的高血壓患者。

◉——擴張血管的藥物

【α・1遮斷藥】交感神經在緊張時血管會收縮，α・1遮斷藥能夠去除血管緊張，使其擴張而降血壓。適合因壓力而造成的高血壓。

α・β遮斷藥是指具有α遮斷藥與β遮斷藥作用的藥物。

【ACE阻礙藥】正式的說法應該是「血管緊張素變換酶阻礙素」。具有使血壓升高作用的血管緊張素II這種血液中的物質，是利用血管緊張素變換酶由血管緊張素I製造出來的。

ACE阻礙藥就是能夠遏止這種酵素的作用，抑制血管緊張素II的合成，使血壓下降。在各種降壓藥當中乃是屬於不良副作用最少的一種藥物。但是，會有乾咳等副作用產生。

【鈣拮抗藥】當血管壁細胞內的鈣增加時，血管收縮、血壓上升。鈣拮抗藥是阻止

●各種降壓藥的副作用

利尿藥	無力感、發疹、高尿酸血症與痛風有關、高血糖與糖尿病有關、高脂血症、性機能障礙
β遮斷藥	心跳次數變慢、倦怠感、氣管哮喘發作、四肢虛冷
α遮斷藥	乾咳
ACE阻礙藥	乾咳（有痰）、咽頭浮腫（喉嚨血管膨脹呼吸困難）
鈣拮抗藥	心悸（心跳加快）、頭暈、血氣上衝、頭痛、浮腫

鈣進入血管平滑肌細胞內的藥物，具有最強烈使血管擴張的效果，結果血壓會明顯下降。在降壓藥當中，是目前使用最多的一種藥物。

但是由於強烈的血管擴張導致疼痛和血氣上衝、心悸等副作用出現。

尤其對於狹心症的患者而言非常危險，因此，如果發生副作用的話，要逐一和主治醫師連絡，商量更換藥物。

◉——副作用的問題

不管任何藥物，有主作用的話一定就有副作用。盡可能地選擇副作用較少的藥物才是最重要的。

此外，在服用中如果出現副作用的症狀，必須立即更換其他的藥物。同時幾種藥物少量併用能夠增強降壓效果，同時減少副作用，是一種相當好的方法。如果醫師開了很多的藥物時，一定要仔細詢問理由，並遵從醫師的指示。

運動療法對於重症的高血壓患者並不適合，不過藥物療法的成果出現，血壓下降到安全數值之後就可以開始進行。

當然，也可以持續服用降壓藥。但是，如果大量使用β遮斷藥與降壓利尿藥的話，則不適合施行運動療法。

β遮斷藥具有抑制心臟功能的作用，因此會使運動能力減退。其藥物的影響甚至會在運動中心臟無法旺盛地活動，血液無法順利地送達全身。但是，運動的方式也有關係，如果只是輕鬆運動的話就沒問題了。可是如果是激烈的競賽（馬拉松或跑步等），而使用β遮斷藥的話，將導致成績不良。

降壓利尿藥與運動療法併用沒有任何的意義。因爲運動本身就具有利尿效果。此外，有耐糖能降低與脂質代謝障礙、性功能障礙等副作用出現。所以，患者沒有辦法達到不會損害「生活品質」的運動療法的目的。

所以，運動療法如果要併用降壓藥的話，最適合的是使用鈣拮抗藥及ACE阻礙藥。能夠藉著運動療法的持續降低血壓，然後慢慢減少藥量。

總之，運動方式是最主要的問題，以稍後敘述的輕鬆速度來進行的話，不管使用何種降壓藥都沒有問題。

第5章

運動方法 Q&A

也許您想趕緊從明天就開始運動。在此請福岡大學體育學系運動生理學研究室的進藤宗洋教授以及田中宏曉教授幫忙，回答讀者對於運動方面的具體問題。

Q 高明走路的重點是什麼？

A 雖然只要走路就可以了，但是爲了提升效率，還是要記得幾個祕訣。首先就是走路時的姿勢，要挺直背肌、收縮腹部，頭挺直看著行進方向。而且要比平常走路稍微大跨步些，以較快的節奏走路。在心中默念：「一、二、一、二」，就能取得很好的節奏。

腳往前踏出時輕輕伸直膝，從腳跟先著地。腳底牢牢踩到地面之後，然後再用腳尖踢地面，藉此讓身體向前邁進。

大跨步走路時，有的人只會注意到前腳，所以會勉強往前踏出，但這樣並不好。高明走路的祕訣是不要用前腳，而要用後腳。

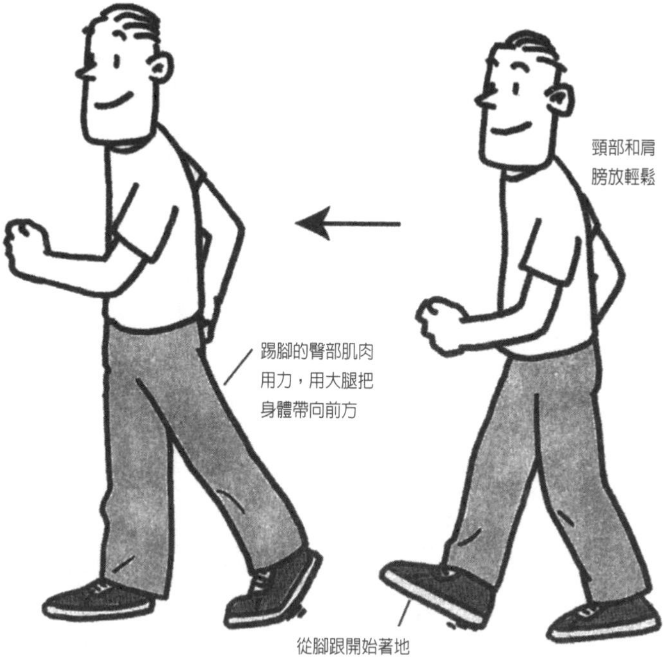
頸部和肩
膀放輕鬆
踢腳的臀部肌肉
用力，用大腿把
身體帶向前方
從腳跟開始著地

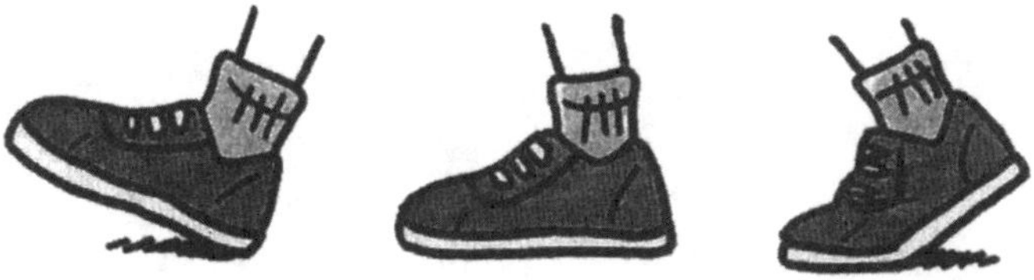
①腳跟先著地
②用腳底接觸地面
③用腳尖踢地面

也就是說，後腳離開地面之後，用腳趾跟部往後推出，就好像是「踢地面」似地推著地面。

這個推出的動作使得前腳自然往前踏出。以車子來做比喻的話，前腳就是煞車，而後腳就是油門。

這種走路方式的優點就是能夠使用到腹部以下的大肌肉。用後腳踢地面時，要下意識地感覺到臀部肌肉的收縮。利用前腳的大腿將全身帶往前方。這時如果實際感覺到大腿前面好像拉扯一般，就表示走路走得很好了。總之，一定要意識到臀部的肌肉與大腿的肌肉來走路，這就是走路的重點。

不需要勉強擺盪手臂，放輕鬆自然擺盪就好。

但是如果想要加快速度走路的話，可以輕輕握拳，稍微彎起手臂，朝著前後很有節奏的擺盪。

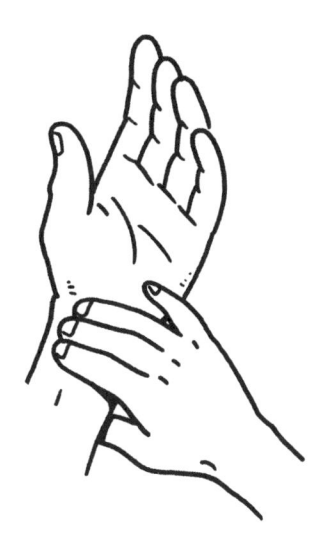

Q 什麼是高明的脈搏測量法？

A 在手腕根部有「橈骨動脈」，用相反側的三根手指（食指、中指、無名指）抵住此處測量。與其用一根手指，還不如多用幾根手指較容易測量。而且最好要使用帶有秒針的手錶來測量。

輕鬆運動是以「脈搏爲基準」。如果今天感覺有點痛苦的話，就要立刻測量脈搏。如果說脈搏跳動次數比平常更多的話，就要減慢速度來走路才行。

經常必須要保持「輕鬆速度的脈搏」。

脈搏不是光在醫院讓醫師測量就夠了，自己要養成測量自己脈搏的習慣。

Q 運動中穿何種服裝比較合適？

A 因爲要大量流汗，所以有的人會特意穿著較厚的衣服運動。認爲藉著大量流汗就能減輕體重。

但是，這是完全無意義的作法。即使大量流汗後，體重暫時減輕了兩、三公斤，但是很快就會復原。

只是體內的水分減少，重要的脂肪並沒有燃燒掉。

運動時要穿著容易活動、吸汗、具有通氣性的服裝。夏天盡可能露出肌膚，要選擇容易發散汗和體溫的服裝。在日照強烈的日子可以戴帽子。此外，直視陽光是損傷眼睛的原因，所以白天可以戴太陽眼鏡。

冬天的保暖雖然很重要，但因爲運動時體溫會上升，因此運動之後必須脫掉一件衣服以調節體溫，所以最好多穿兩件衣服，以便調節。

運動結束之後，必須立刻用毛巾擦乾汗液及更換衣服，注意不要感冒。而在運動後不要立刻沖冷水浴或者是泡熱水澡。因爲急速的溫差對身體很不好。

Q 選擇何種鞋子較好？

A 既然是從事走路的運動，鞋子就扮演著非常重要的角色。所穿的鞋子對於膝和腰的負擔不同，對於走路的速度也會造成變化。高跟鞋或者是木屐等鞋底陷凹的這一類鞋子，不適合用來走路。走路時要選擇穿起來舒服的鞋子，腳尖具有五公釐到一公分的餘地，腳趾能夠稍微活動即可。鞋跟部分爲了緩和著地的衝擊，最好選擇厚而高的鞋子，最重要的就是要輕，而且鞋底不會打滑的。

選鞋最好在下午到傍晚的時間帶進行嗎？下午以後腳比上午稍大些，在買鞋子時要實際穿穿看、走走看，這時一定要綁上鞋帶。

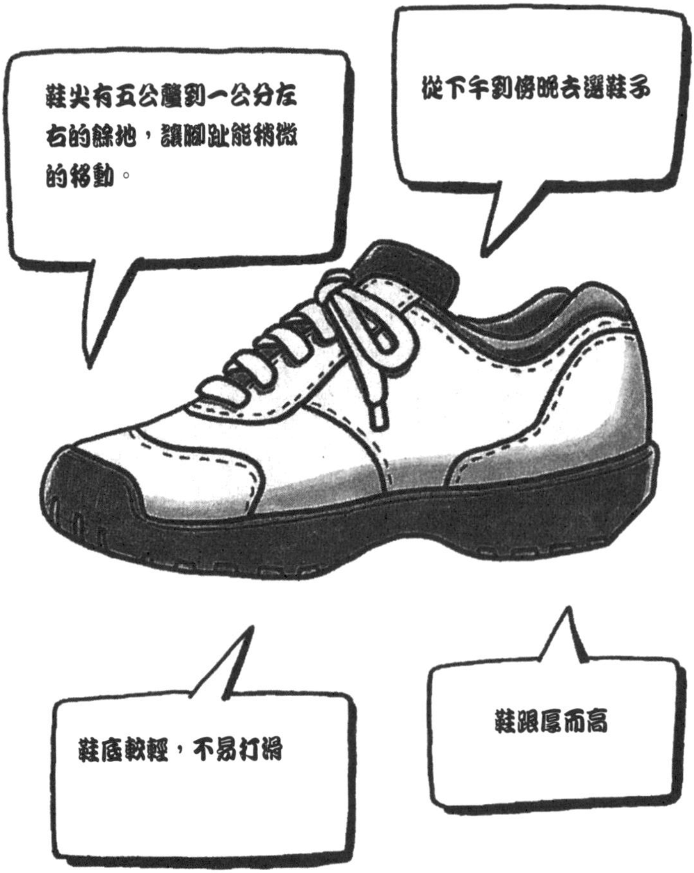
鞋尖有五公釐到一公分左右的餘地，讓腳趾能稍微的移動。
從下午到傍晚去選鞋子
鞋底軟輕，不易打滑
鞋跟厚而高

如果穿著合腳的鞋子，腳就不會長水泡。就算在經濟上稍微勉強，但是還是要選擇一雙好鞋子才是。

Q 運動以什麼時間最好？

A 並沒有一定的時間限制。隨時隨地，只要喜歡都可以進行。但是由於考慮到與飲食的關係，在飯前運動具有較好的效果。

飯前運動的優點就是當空腹吃東西時會覺得非常美味，而且吃了也不容易發胖。因為運動而新陳代謝旺盛，熱量的消耗量比平常更大。如此一來，食物會轉變成熱量發散掉。所以，不想發胖的人最好在飯前做運動。

而在飯後做運動的話，體內醣類大量燃燒，能夠節省胰島素。所以，如果有糖尿病傾向的人最好在飯後做運動。

Q 需要事先做暖身運動嗎？

A 如果上車後發動引擎立刻把車開走的話並不好，同樣的在開始運動時，如果沒有做暖身運動就進行主運動的話，會使血壓急速上升，增加對心臟的負擔，損害肌肉和關節。所以，運動時，在進行主運動之前，一定要先做些準備運動（暖身運動）放鬆身體才行。此外，運動後為了消除疲勞、使呼吸及脈搏跳動恢復正常，也要做緩和運動。

即使是輕鬆運動，也要做準備運動和緩和運動。準備運動包括伸展跟腱和大腿肌肉、骨關節等的伸體操五到一０分鐘就夠了。當然，做韻律體操也無妨。

但是如果是走路的話，本身就是一種準備運動，也是一種緩和體操，所以就不必做事前和事後的運動。

Q 有點肥胖可以藉著走路減肥嗎？

A 要消除肥胖，食物療法和運動療法併用爲大前提。光靠走路，很難期待產生減肥效果。輕鬆運動具有使體內脂肪有效燃燒的特徵。即使體重沒有顯著減輕，但是脂肪減少、身體緊縮。也就是說脂肪換成肌肉了。

肥胖者配合體力的提升，可以慢慢增加走路的時間和距離。同時還要注意飲食，如此就能產生減肥效果。但是在減肥之前，一定要先和醫師商量後再進行。

Q 可以一邊舉啞鈴一邊走路嗎？

A 啞鈴體操本身就是一種很有節奏的運動，可以當成運動療法。但是這並不是適合「初學者」的運動。因爲運動可能會造成過大的負擔。此外，稍不注意，啞鈴也可能會掉落而受傷，或者啞鈴太重會損傷肌肉。爲了確保運動療法的安全性，要先習慣較輕鬆的運動，所以這可以說是適合「老手」的運動。

Q 除了走路以外，有沒有其他輕鬆快樂的運動？

A 跳社交舞或者是到ＤＩＳＣＯ跳舞都可以，能夠享受快樂，而且全身都能活動。但是，在跳舞之前要先量脈搏，並保持輕鬆的跳法。

喜歡卡拉ＯＫ的人可以隨著歌曲的節奏擺盪身體唱歌，這是比較獨特的方法。光是擺盪上半身無法產生很大的運動量，但是如果使用腳一起擺動的話，就比較好了。配合歌曲的節拍踏腳，或是加入移動重心的動作都很有效。

除了平常的運動之外，有時加入一些特別的運動，也能轉換心情。

Q 能長久持續走路的祕訣是什麼？

A 每一次都走同樣的路線會使人感到厭倦，因此應不時變換路線。像公園步道、山區步道、河濱公園、商店街等等，不妨多建立幾條路線。亦可將以往走過的道路畫在地圖上，做成適合自己的「走路地圖」。也可以和家人朋友一邊觀察風景一邊散步，也是一大樂事。

此外，也要進行走路紀錄。將走路的日子、時間、步數、路線、脈搏跳動次數、血壓、體重以及當天的感想等，全都記錄下來。自己親眼確認的運動效果，也算是每天走路的鼓勵。還有，也可以檢查平常容易被忽略的身體的感覺的變化。

Q 對走路有所幫助的運動器材是什麼？

A 萬步計對於了解走路的步行速度非常有幫助。最近不僅是計算步數和熱量，甚至連脈搏跳動的次數都可以了解的產品上市了，最適合應用在輕鬆運動的走路上。有的產品會發出「嗶嗶」的聲音，附帶的節奏可以確認步行的速度。

大家都知道爲了維持健康，每天需要走一萬步。一萬步以普通步行時間來說大約是一小時十五分左右。在現代這個即使是購物也要利用車子的生活當中，想要走這些步數並不是簡單的事情。而搭車上班的上班族一天要走六千步都很勉強。

一旦開始走路之後，爲了消除平常運動不足的現象，不少人會規定自己「一天走一萬步」。一邊看著萬步計，一邊在那兒計算還剩兩千步、還剩一千步，拼命努力地走。但是，這並不是聰明的方法。

運動能力因人而異各有不同，所以最好是配合自己的體力來走路。以不勉強的輕鬆速度，以不勉強的距離開始較好。等到體力慢慢增加之後，就可以稍微延長走路的時間及距離，相信結果就不難能達成「一萬步」的目標了。

萬步計的數字只是大概的標準，並不是走路的目標，不要太執著於步數，一定要巧妙地活用萬步計。

Q 身體的感覺不好的日子可以不運動嗎？

A 輕鬆的運動要以輕鬆的速度（運動強度）來運動，當然以不勉強爲前提。如果感冒、發燒、下痢、身體非常倦怠，或者是因爲宿醉而心情不好、睡眠不足、身體的感覺不佳、腰和膝疼痛等等的日子，不但不要走路，而且要多休息。

當然，在運動中覺得不舒服時，也不要勉強持續下去。雖是按照平常的速度走路，可是如果覺得非常疲倦或心臟跳動加快，這時就要停下來，先測量脈搏。如果脈搏跳動次數顯著增加的話，就必須立刻停止運動。此外，肌肉或關節疼痛時也要中止運動。

另外，突然胸痛，並伴隨噁心、頭昏眼花的現象出現，或是呼吸困難、發冷、發汗、臉色蒼白、嘴唇發紫時都要特別注意。必須立刻停止運動並盡快接受醫師的診察。

不會覺得疲勞，能夠輕鬆進行的才是輕鬆運動。我再說一次，一定要牢記，絕對不能在身體的感覺不良的時候勉強運動。

Q 運動時必須注意些什麼？

A 運動會造成體內的水分流失，故要積極補充水分。不論在運動中或運動後都可以補充水分。口渴的時候就大量飲水。在夏天較熱的日子時，運動前可以喝點水。此外，也可以事先吃點香蕉、蘋果等水果補充鉀。

此外，在盛夏的豔陽下或是非常寒冷的日子裡，一定要避免在屋外的運動，改做一些在室內能夠進行的運動即可。

第6章

爲何有效？如何有效？
高血壓的運動療法

在古希臘時代有一位叫做希波克拉底的人被稱爲「醫學之父」，是一位偉大的醫學家。希波克拉底在紀元前四二〇年，對於運動有以下的敘述。雖然比較冗長，但是還是爲各位介紹一下——

「爲了維持健康，不惜努力。只要運動，在體內的熱就會燃燒，將多餘的東西全都釋放出來。安靜時生物體的熱會衰退，生物體就會積存多餘的東西。即使飲食的營養均衡，或是適量的飲食，也沒有能夠取代運動的方法。此外，運動能夠趕走許多人所進行的錯誤健康法的壞處。」

雖然我們知道飲食及運動對健康非常重要，但是即使飲食習慣非常好，但卻還是無法完全取代運動療法。

運動能夠趕走身體的諸惡，因此爲了維持健康，必須要努力運動。

我研究運動療法已經十五年了，結果我想告訴各位的就是兩千四百年前希波克拉底所說的話是正確的。不論男女老幼，一定要運動、一定要走路，才能夠維持健康的身體。事實上，這個說法在兩千四百年後的今天也沒有改變。

但是，與希波克拉底不同的就是，現代能夠以科學的方式證明爲何運動很好的構造了。不單是對健康很好，何種運動對何種疾病有何種好處等等，現在都已經了解了。

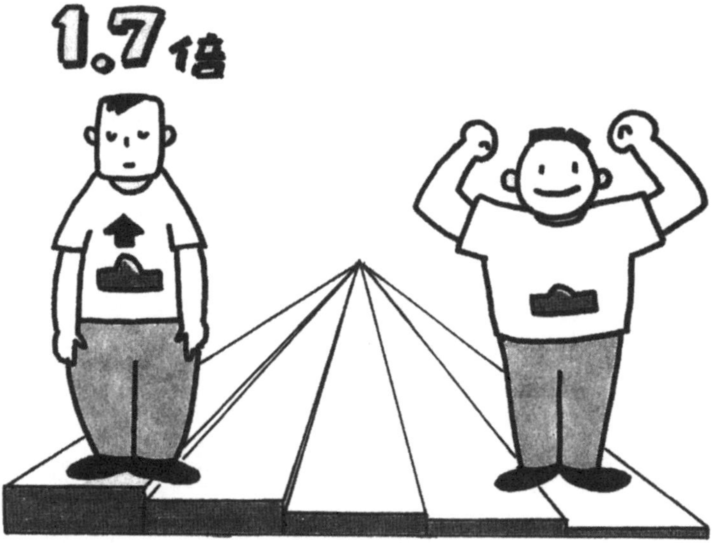

接下來，將爲各位敘述我們這個研究團體在經過許多錯誤的嘗試之後，終於找出了現在這種運動療法的過程。

◉——運動不足導致高血壓

運動不足乃是造成高血壓的最大原因，但是這是事實嗎？福岡大學體育部運動生理學研究室的進藤宗洋教授與田中宏曉教授爲了確認這一點，而做了以下的研究——

將在某個企業工作的二〇歲～四九歲的男性職員三千五百人，配合不同程度的運動而分爲五組。

持續五年不斷地進行血壓變化的追蹤調查。

當然，高血壓與年齡、肥胖、飲食習慣等都有關，而這個調查完全排除這些因素的影響，只就運動量的不同而加以進行比較檢討。

五年後的結果是運動量較少、體力較差的人，血壓上升較高。而體力最低的一組和體力最高的一組相比，罹患高血壓的比率高達一點七倍。

而在體力方面，是以最大的氧攝取量爲指標來測量的。

在運動時呼吸當然會比平常更紊亂，這是因爲體內攝取大量的氧。最大氧攝取量乃是指體內所能夠攝取的氧量的最大值，意味著持久的體力，換言之就是精力。

平常運動的人比起不運動的人而言，最大氧攝取量較多。例如馬拉松選手爲普通人的兩倍以上，也就是說具有更強健的體力。

◉——了解降血壓的運動方法

運動量較少、體力較低的人容易罹患高血壓，這是經由研究證明的事實。那麼相反的，如果讓高血壓的人運動，是否眞的能降血壓呢？具體而言，到底要用何種方法及運動種類，以何種程度（運動強度）、花多少時間（運動時間與頻度），才能夠使血壓下降到何種程度呢？爲了明白這幾點，於是體育系的先生們和我進行共同的研究。

首先就是將運動種類大致分爲兩種型態，一種就是靜靜用力的運動，例如舉重或者是伏地挺身等。

另外一種就是持續活動肌肉的動態運動，也就是慢跑或者是走路等。那麼，何者較爲適合呢？結論當然是後者的動態運動。

在運動中不管是誰血壓都會上升，但是如果是靜靜用力的運動，血壓上升較多，因而對高血壓的人不適合。

例如，舉重時要用力舉起啞鈴，血壓會顯著上升，尤其是最小血壓顯著上升。血壓正常的人，最小血壓也會上升到一一〇～一二〇毫米。由此可知，這一類運動對於高血壓的人而言並不適合。

而另外一方面，動態運動時的血壓隨著運動越激烈時，最大血壓會上升，但是最小血壓不會上升。不但不會上升，還反而會下降。

也就是說，發生了與靜靜用力的運動相反的情形，因此這一型的運動只要不是很劇烈的話，即使是高血壓的人也可以做。

◉——以乳酸為指標檢討運動強度

那麼，到底何種運動才算是不太劇烈的程度呢？對高血壓的人而言，必須要設定安全而又有效的運動強度。

當成指標的是在體內所製造的乳酸這種類似燃燒時煤灰樣的物質。

例如，停於上坡的車子剛發動引擎的時候，由於汽油不完全燃燒，會從排氣管排出黑色的煤灰。

而乳酸對於身體而言就是因爲當成引擎的氧缺乏而產生的煤灰。

乳酸被稱爲「疲勞物質」，一旦增加時，對於身體而言當然不好。首先就是會感覺到「疲勞」、「倦怠」。血中乳酸如果上升到極限八毫莫耳時，肌肉將無法收縮，也無法持續運動。

一旦開始運動，乳酸就會在血液中逐漸增加，當然，乳酸增加的方式與運動的強度有著非常密切的關係。

但在到達某種程度的強度之前，幾乎不會再繼續增加，而一旦超出這個強度之後，則會大量地增加。

而這個「某種強度」就是最大氧攝取量五〇%的運動強度。

◉——「微笑輕鬆運動」的誕生

最大氧攝取量就是體力或者是精力，對於個人而言就是無法再努力的最大運動強度。如果說這時最大氧攝取量是一〇〇%的話，則五〇%是它一半的強度。

只要乳酸不會繼續增加就不會覺得難過。例如，稍微快步疾走，呈輕微出汗的狀態，就是非常溫和的運動。

我們稱這種運動爲「微笑輕鬆運動」。可以一邊和隔壁的人聊天一邊做運動。而相反的，如果是最大氧攝取量超過七〇%以上的運量會產生大量乳酸，進而產生疲勞感，因此會覺得非常難過，甚且笑不出來，表情十分不自然。

如果從事劇烈運動，乳酸會增加，同時也會產生其他麻煩的問題。例如，會產生「去甲腎上腺素」、「抗利尿激素」、「醛甾酮」、「高血壓蛋白原酶」、「血管緊張素」等〝非常信號物質〞。這些物質具有使血壓上升的作用，也稱爲「升壓物質」。運動越激烈，這些令人困擾的物質就會大量產生。

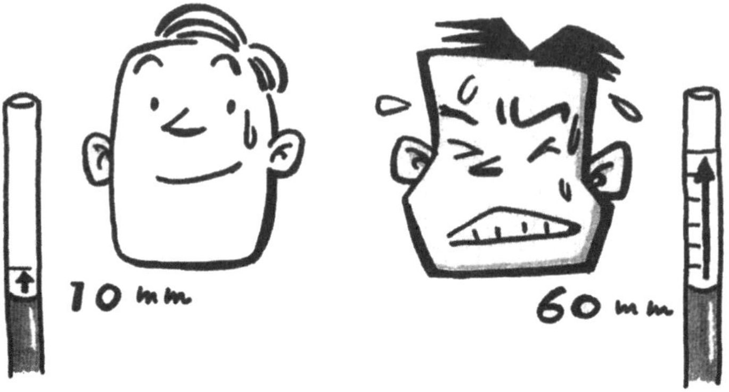

◉——劇烈運動將使血壓上升六〇毫米

事實上，在運動中血壓會上升多少呢？配合運動強度進行比較試驗。

同一個人在做過最大氧攝取量五〇％的「微笑輕鬆運動」與七五％的劇烈運動之後，測定並比較運動中的血壓。

結果「微笑輕鬆運動」的最大血壓只上升一〇毫米左右。血壓會不斷變動，平常上升二〇～三〇毫米也是家常便飯，因此在運動中上升一〇毫米，不需要擔心。

但是，從事劇烈運動時血壓會上升六〇毫米，如此一來可就糟糕了。激烈的血液循環會損傷血管壁，對高血壓的人而言非常危險。

雖然在運動的當時也許覺得很舒服，但是持

●持續一〇週運動療法後，明顯地發現血壓下降的結果　鹽分的攝取量不變，體重沒有減輕，但是血壓比不運動的人下降許多（Urata H,et al.:Hypertension 9:245-252,1987）（平均血壓是指平均的動脈壓）

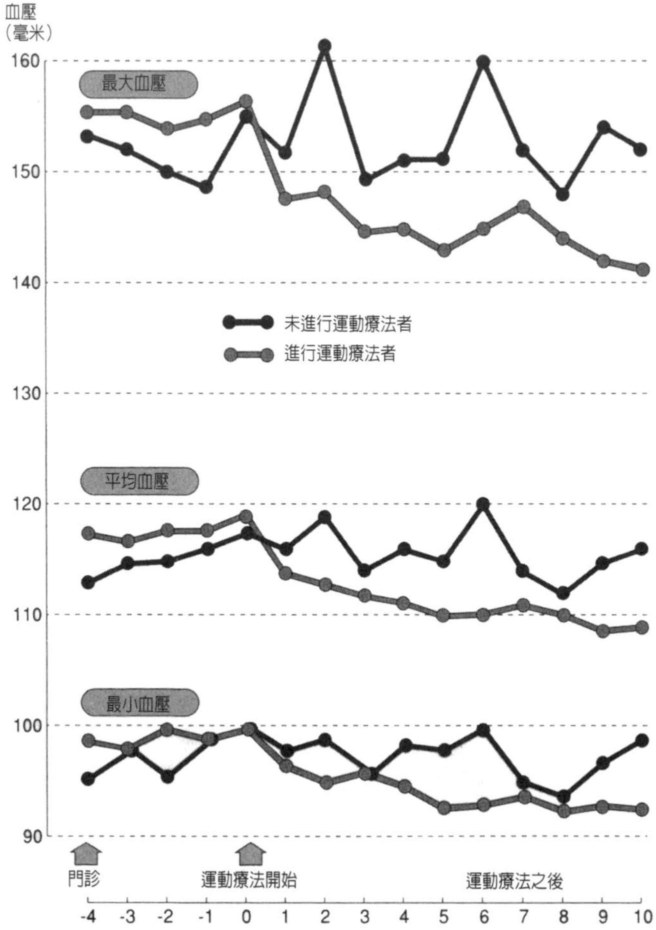

續劇烈的運動，心臟及腦血管漸漸地就會出現毛病。

很多人認爲越劇烈的運動越好，但這是誤解。

如果是長年累積訓練的運動選手當然另當別論，但是一般人或高血壓患者絕對要避免進行劇烈運動。

我們所說的運動會隨著運動強度的不同，而造成好或壞的影響。所以運動也必須要「愼重其事」。

高血壓的運動療法最好選擇輕鬆溫和的運動，如此一來就不會使得乳酸等對身體作惡的物質增加，不會感覺疲勞，而且運動中血壓也不會上升。因此，即使是高血壓的人也能安心持續運動。

此外，對於個人而言判定輕鬆速度的方法，請參照第二章的詳細說明。

◉——利用臨床實驗確認效果

如果持續輕鬆運動，眞的能使血壓下降嗎？到底具有多少降壓效果呢？爲了當成高血壓的治療法，當然要確認這些問題。

例如，開發新的降壓藥時做臨床實驗，爲了確認藥物是否有效，要將服用藥物的人與未服用藥物的人進行比較對照，嚴格調查藥物的效果。

我們爲了以臨床實驗的方式證明運動療法的效果，因此也在「微笑輕鬆運動」中應用這種嚴格的比較實驗。

對象是看門診的輕症及中等症狀的高血壓患者，當然完全沒有服用降壓藥。將這些患者分爲運動組及不運動組，持續一〇週調查血壓的變化。

在說明結果之前，先說明一下研究方法。

爲了能正確地明瞭運動的降壓效果，有一些需要注意的地方。也就是必須事先排除運動以外降血壓的要因。例如，患者如果一邊運動，同時控制食鹽攝取量及減輕體重的話結果如何呢？就算血壓下降了，也不知道是運動影響還是減鹽或減重的影響。

因此，請求患者在研究期間內要維持以往的生活形態，開始運動之前及終了時，也要檢查體重及食鹽攝取量是否有變化。

關於食鹽的攝取量，患者必須要積存尿液二四小時，測定尿中的鈉濃度，算出一天的食鹽攝取量。

此外，高血壓患者大都在到醫院就診時，血壓會下降到某種程度。可能是因爲去看醫師的安心感，對血壓所造成的好影響吧！

即使是過了一陣子之後，這種心理的影響仍然會影響血壓，所以最初要有四週的觀察期間，然後才開始運動。

因此，必須確認減重或減鹽、心理影響等其他降壓要因都不存在，才能判定爲只是純粹的運動效果。

運動的內容就是讓患者踩健身腳踏車。會騎自行車的人都知道，騎平地和騎坡道的上坡時，踩踏板所需的力量，也就是說運動強度是不同的。健身腳踏車這種機械能夠自由地調節運動強度，可以配合患者體力設定運動強度，所以患者當然可以以輕鬆速度的運動強度踩踏板。

各人的輕鬆速度必須以測定乳酸來訂定。

首先，讓患者踩健身腳踏車，慢慢地增加運動強度。當乳酸急速增加時停止運動。在停止之前的運動強度，就是對各人而言的輕鬆速度。

此外，乳酸可以由運動中患者的耳垂抽取一點點血液來測定。

如此一來，就可以決定患者的輕鬆速度。

接著一天六〇分鐘、一週三次維持這種強度的運動。一週三次的次數要達到運動效果，是必要最低限度的頻度。

以運動生理學而言，一週一次的運動很難保持目前健康狀態，而一週兩次也僅止於維持現在的健康狀態，因此如果期待對健康有好的影響，至少一週要運動三次。

最重要的結果，到底運動組和不運動組在一〇週後血壓會產生何種差距呢？不運動組血壓沒有任何的變化，依然持續高血壓狀態。但是，運動組大約半數的人出現明顯的降壓效果。

結果到底下降了多少呢？據統計最大血壓降了一〇～二〇毫米，最小血壓降了五～一〇毫米。

這是與降壓藥相同的效果。

當然一開始的效果因人而異各有不同。

但最大血壓在開始運動一～三週後、最小血壓在一～五週後就可以出現效果。最大血壓比最小血壓的效果容易出現。

首先最大血壓下降，然後最小血壓也跟著慢慢下降。

利用運動血壓會下降的程度因人而異各有不同。

根據日本厚生省的基準，如果最高血壓下降了二〇毫米、最低血壓下降了一〇毫米以上，就表示有效。

一〇週之後出現有效降壓效果的人大約半數，而這個運動持續二〇週，數目會增加爲七八%。

隨著時間的經過，更能夠展現運動療法的成果。

●——有的人運動不會立刻出現效果

當然，所有做運動的人不見得都會得到有效的降壓效果。即使持續運動，有的人還是無法產生降壓效果。

此外，就算血壓下降的人當中，也有下降很多或下降很少的人。總之，運動療法對於某些人而言非常有效，但是對於某些人而言卻無效。

降壓藥也是如此。例如，對於某一位患者而言，利尿藥非常有效，但是β遮斷藥卻完全無效。

對於另外一位患者而言，也許β遮斷藥非常有效，而利尿藥完全無效。降壓藥會因高血壓型態的不同，藥的效果也各有不同。

運動療法的效果也和降壓藥相同。

那麼，到底非常有效的人和無效的人之間有什麼差距呢？加以調查後發現，運動療法的降壓效果容易出現的人大多爲——

⑴ 以前不做運動，體力（最大氧攝取量）較差的人。
⑵ 最小血壓不到一〇五毫米的輕症高血壓者。
⑶ 大量攝取食鹽，體內水分（血液量）較多的人（容量依賴型高血壓）。
⑷ 肥胖的人。
⑸ 壓力過剩的人。
⑹ 心壓縮量較高，末梢血管抵抗不高的人。
⑺ 兒茶酚胺（具有使血壓上升作用的物質）較高的人。
⑻ 低高血壓蛋白原酶型高血壓（血漿量較多）的人。
⑼ 胰島素抵抗性的人。
⑽ ＡＣＥ（血管緊張素變換酶阻礙素）基因多型性當中擁有ＩＩ型的人。

其中最有效的就是以前沒有運動習慣的人。

因爲這一類型的人若能持續運動的話，不僅會降低血壓，而且運動能力也就是體力也會逐漸上升。

此外，平常攝取鹽分較多的飲食、體內水分較多的人，運動可以促進利尿作用，體液量減少、鈉減少，運動具有如利尿藥般的作用，而且運動療法的優點就是不像藥物一樣會有副作用。

服用利尿藥會使鈉和鉀一併減少，故而會產生各種副作用。而運動療法卻能保持必要的鉀，只減少鈉。

第一〇項ACE是指在體內製造具有升血壓作用的血管緊張素・2的酵素（參照第四章）。

因人而異的基因構造而有差異，分爲II型、DD型、ID型三種。DD型的人容易形成升血壓的物質血管緊張素。

而II型的人因爲食鹽容易積存在體內，因此具有使血壓上升的作用。

除了沒有副作用之外，運動療法還有一個特別値得一提的優點。也就是說，一旦停止服用降壓藥後，第二天血壓就會上升，這就是一種反彈的現象，但是運動療法則絕不會發生這種現象。血壓急速上升時容易引起腦中風，非常地危險。

即使中止運動療法，血壓也不會急速上升。只會花較多的時間才會恢復原先的血壓。概言之，會花與運動時間同樣的期間恢復原先的血壓。

因此，即使是因爲某種情形不得不中止兩、三天的運動，也不具有如降壓藥般的危險性，可以安心。

這是運動療法特別值得一提的優點。

●——從體內自然痊癒

連詳細的降壓構造也都了解了。在運動時，調節血壓內的功能就會正常化，身體自己就會製造出各種所謂的「降壓藥」。

在我們體內升壓因子與降壓因子會互相取得平衡，因而使血壓保持正常。例如，空調設定在一定的溫度，天氣炎熱的時候冷氣會自動轉強，而在寒冷的時候則暖氣較強，能夠自動維持在適宜的溫度。

血壓也是同樣的，配合必要的時候由「升壓因子」與「降壓因子」發揮作用，使血壓保持平衡，使血壓穩定。

高血壓就是平衡失調的狀態。如下頁圖示，升壓因子的比重比降壓因子更重，天秤就會朝向血壓升高的方向傾斜。

但是，持續運動的話，天秤的平衡失調現象消失，即逐漸恢復正常。各種升壓因子一旦減少，比重即隨之減輕。此外，壓力的升壓因子全都是具有使血壓上升作用的「壞

●持續運動療法後，降壓因子（降血壓的要因）增加，升壓因子（使血壓上升的要因）減少

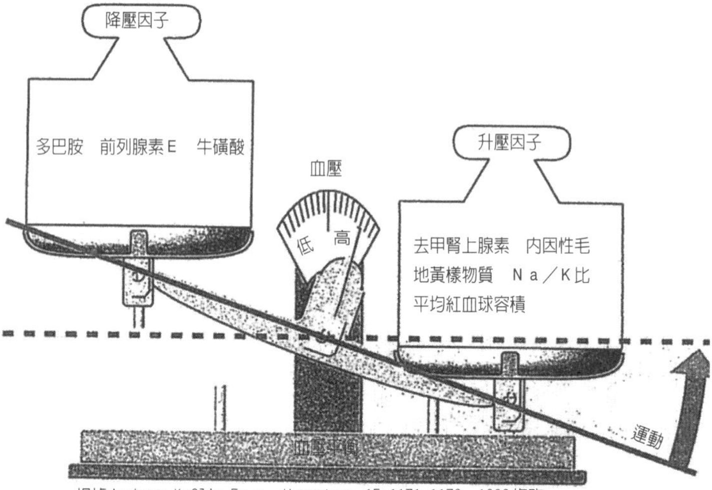

根據Arakawa,K:Clin.Exｐ・Hypertens.15:1171-1179　1993修改

蛋」。

例如，「去甲基腎上腺素」或是「內因性毛地黃樣物質」即所謂的升壓物質，在您運動的時候，這些物質會逐漸減少，因而血中鈉和鉀的比例也會減少，只要紅血球一變少，即能去除交感神經的緊張。因此，能夠減少對於血壓作惡的範圍。

同時，降壓因子也會增加。

像「多巴胺」或者是「前列腺素E」、「牛磺酸」等降壓物質都會大量地產生。

這些輕微的降壓因子逐漸累積起來，就能夠改善天秤的傾斜度。

牛磺酸具有鎮定交感神經的緊張、降血壓、預防動脈硬化等作用。高血壓患者一般而言含量較少。

牛磺酸在魚貝類中含量很多，一旦運動時即使不必大量地攝取魚貝類，也會在體內增加。

所以，運動不只是「藥」，也可以製造出「營養素」。

這類的運動療法能使讓血壓上升的升壓因子減少，增加具有煞車作用的降壓因子，使得調整血壓的天秤平衡恢復正常。

◉——預防其他的成人病

輕鬆的運動療法不只對高血壓，對於其他的成人病也有很好的作用。

大部分的成人病的原因之一都是因爲運動不足，所以運動療法對於成人病而言不僅是非常好的預防法，也是治療法。

高脂血症是脂質代謝異常，血液中的膽固醇或中性脂肪比正常量更多的狀態。放任不管的話會變成動脈硬化，甚至導致心肌梗塞或狹心症等。

即使沒有自覺症狀，但是之後的發展往往非常可怕，甚至可說是與高血壓同樣可怕。食物療法非常重要，而運動療法也是値得依賴的治療法。

大家都知道膽固醇有好壞之分。

壞膽固醇是指「ＬＤＬ膽固醇」，一旦增加過多時，會附著在血管壁，成爲動脈硬化的原因。

而另外一方面，好的膽固醇則稱爲「ＨＤＬ膽固醇」，這是稱爲血管打掃者的膽固醇，具有防止動脈硬化的作用。

一旦運動時，好膽固醇會增加，壞膽固醇會減少，尤其是好膽固醇ＨＤＬ增加顯著。也就是清掃血管的藥物，能夠使血管乾淨。

此外，中性脂肪增多主要是因爲吃得過多、喝得過多而導致的，而運動療法確實能使其減少。

輕鬆運動也就是說最大氧攝取量五〇％的運動，能夠使得體內脂肪，尤其是中性脂肪充分燃燒。

總之，藉由運動即可達到降低中性脂肪以及膽固醇值。

糖尿病仍很輕微的時候，做運動非常有效。和高血壓同樣的，都是使用運動療法即能夠產生效果的疾病。

糖尿病是因爲醣類代謝異常而引起的疾病。血液中的葡萄糖由胰島素荷爾蒙的作用吸收到全身細胞內，成爲熱量源。

但是，當胰島素分泌較少，或者是胰島素感受性遲鈍、胰島素分泌不夠時，葡萄糖沒有辦法吸收到細胞內，就會積存在血液中。

這時，就會導致血糖值升高，形成糖尿病。

糖尿病與高血壓是有著相當密切關係的疾病。事實上，高血壓患者本身糖的攝取就已經不良了。

最初這只是在國外才會發生的事情，但是根據日本厚生省研究班的調查，高血壓的患者每四人中有三人胰島素的感受性降低。

也就是說，高血壓患者極易罹患糖尿病。

原因是因爲高血壓的人肌肉血流原本不良。貯存最多糖分的臟器是肝臟和肌肉，當肌肉血流量減少時，細胞吸收的糖分就會減少。

那麼該怎麼做才能使肌肉的血流量有效地增加呢？那就是運動。我們肌肉的血流量利用運動可以增加一〇倍，最多可以增加一五～二〇倍。因此，運動能夠使血糖和肌肉接觸的機會增加一〇倍，當然能夠改善醣類的代謝作用。

◉——對於成人病的根源糖尿病特別有效

●糖尿病的根源是高胰島素血症以及胰島素感受性的降低所造成的，高血壓和糖尿病只不過是出現在表面而已　即使減少一種，但高脂血症等其他的疾病還會探出頭來的。

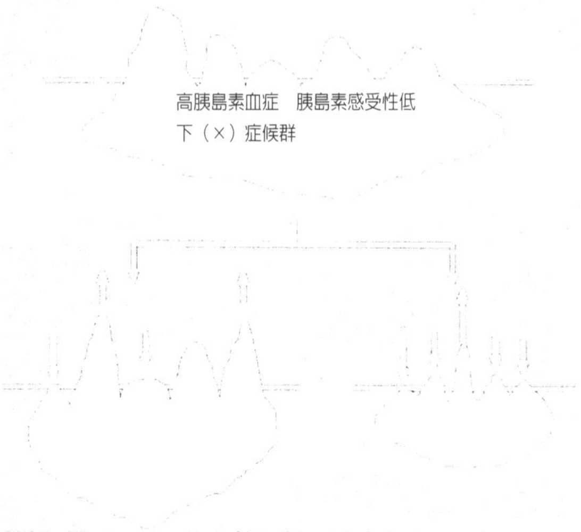

現在在醫學界非常流行「胰島素感受性低下症候群」這種說法。大家一向都認爲高血壓和糖尿病、高脂血症、肥胖等不會各自單獨存在，而會合併出現在同一位患者的身上。

也就是說，這並不是各別的疾病，而是因爲有共通的原因而產生的病態。

而共通的原因就是對於胰島素的感受性遲鈍。

就好像冰山一樣，浮面在海面上的姿態是各別的冰山，但是在水面下卻是同一塊冰山，根源是相同的（參照上圖）。

對於胰島素反應不良時，身體爲了彌補這個缺點而不斷地努力，就會產生

●體力越高者全死亡率越低　9777人的體力變化與死亡率的圖表
Blair SN,et al.:JAMA 273(14):1093-1098,1995

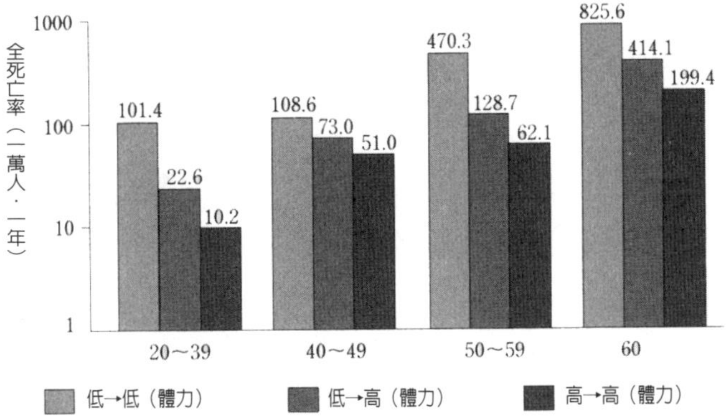

大量的胰島素。

結果血液中的胰島素增多，即形成「高胰島素血症」。

增加過多的胰島素對身體作惡，因此引起了高血壓、糖尿病及高脂血症。

假設，在水面上的各個冰山，即使我們用各種不同的藥物去加以攻擊，但是只除去了表面上的冰山，但是水面下的巨大冰塊依然存在。

例如，對高血壓患者投與降壓藥，血壓的確下降了。也就是說，命名爲高血壓的冰山沉沒到水面下。

但是令人困擾的是糖尿病或高脂血症等其他的冰山仍然殘留著。或者是原本應該突出於表面的好膽固醇冰山反而縮回去了，這就是用藥物治療高血壓時會產生的副作用。

但是，運動療法又如何呢？一般運動時，能夠使得胰島素的感受性順暢，不論是露在表面的冰山或是水面下巨大的冰塊，全部都縮小了。整體萎縮的結果使得高血壓和糖尿病、高脂血症等冰山都變得細小。

但是，只有好膽固醇HDL例外，它不但不會消失，反而會不斷地升高。

運動療法則完全不具有服用藥物時令人擔心的副作用，而且不只如此，反而還會對身體會產生好的作用。

所以可以期待運動得到與使用藥物完全不同的綜合效果。

◉——消除焦躁‧預防成人病

運動對心理會造成好的影響，因此有助於消除壓力。大家都知道運動的人在運動二、三〇分鐘以後會覺得心情非常地愉快。

這是因爲在體內的「內啡呔」等內因性嗎啡樣物質所產生的作用。

事實上，進行運動時，根據很多報告顯示會增加這一類的物質。

相反的，也有運動時會減少的物質，例如去甲基腎上腺素這種物質。

當這種物質在體內增加時，會造成情緒焦躁，我將其稱爲「焦躁物質」。可以藉著運動減少這種物質。

高血壓的藥物之一 α．2刺激藥，是對於中樞神經發揮作用，去甲基腎上腺素的藥物。但是，運動就和這種藥物同樣地具有減少焦躁物質的效果。

服用這種藥物的副作用非常強，而運動療法則完全沒有任何的副作用，就能夠順利地降低去甲基腎上腺素。

運動能夠消除焦躁，使心情愉快。所以，我建議各位不妨常做運動，當成紓解壓力的對策。

◉──運動具有防癌效果

此外，根據資料顯示，運動能夠抵消抽菸之害。容易形成腦中風或心肌梗塞體質，也就是家族性的危險度，藉著運動就能改善。

治療高血壓的目的不單只是降低血壓計上的刻度而已，長期來看，也是爲了預防腦中風、心肌梗塞、心不全、腎不全等嚴重的疾病，這才是眞正的目的。

藥物證明能夠預防這類疾病達到一半的程度，那麼運動又如何呢？有一項調查運動的長期效果的研究，爲各位介紹一下。

●運動者死亡率較低　不僅是心臟血管系統的死因，甚至連癌症所引起的死亡率都減少了（以一萬人的死亡率來表示　時間1989年11月13日）

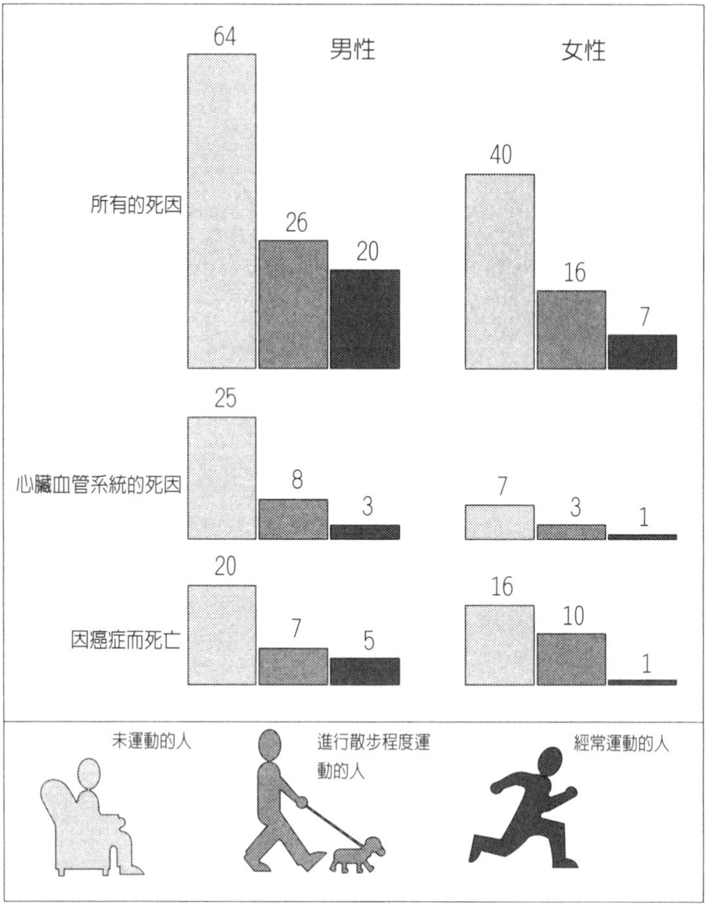

右頁圖表是美國的布利亞博士所進行的研究。將一萬三千多位健康者分爲「不運動的人」、「僅進行散步程度運動的人」、「經常運動的人」三組，歷時八年三個月觀察。

當然有不少人在八年的這段期間內死亡了，而其中只以因疾病死亡的人爲對象調查的結果如圖所示。

首先，只消看上段的死亡者全體，即可一目瞭然地發現「不運動的人」所佔的比例非常地高。

死亡率十分明顯地以平常不運動的人較高，經常運動的人較低。而這個傾向在疾病別也是相同的。

而第二段的心臟血管系統（主要是心肌梗塞），或者是某種癌（第三段）等，也以經常運動的人罹患率較低。

也就是說，雖然我們預測到運動能夠預防心肌梗塞，但是令人感到驚訝的是它竟然能夠預防癌症。

同樣的結果陸續出現。

例如，一位疫學調查較有名的美國佛來明哥市的調查顯示，經常運動的人罹患癌症的機率較少，此外死亡率也較少。

總之，根據最近的資料顯示，運動的確具有防癌效果。

大家也知道，佔國內死亡原因第一位的就是癌症，第二位就是心肌梗塞等心臟病，第三位是腦中風。

運動對於上述三種疾病都能發揮預防效果。

如果運動的人增加，因爲這種疾病而死亡的人就可能會減少了。從人數來看或是從醫療費的削減來看，的確具有非常重要的意義。

例如，現在在高血壓上所花的醫療費，佔全部的醫療費用將近一成。假設再加上腦中風和心肌梗塞等醫療費都能夠削減掉的話，結果如何呢？甚至再加上能夠防癌的話，就能夠省下大筆的醫療費。

所以，就醫療行政來探討，運動的意義非常地大。

從一九九六年四月開始，高血壓的運動療法納入保險的給付範圍內，就是因爲它的背景具有如此的意義存在。

◉——適合老年人的運動

也許有的人會認爲：「雖然這麼說，可是我的年紀已經大了，現在開始已經太遲了！」但是，高齡者使用運動療法也相當有效。

不僅能降血壓，而且根據資料顯示，還能夠延長生存率。

以七五歲以上的女性爲對象所進行的美國的調查顯示，運動的人比不運動的人更能夠長壽。而不運動的人如果改善以往的生活而多做運動的話，生存率也會急速提升。

不運動的人也就是說體力較低的人，比起經常做運動，有體力的人而言死亡率較高。反過來說，越是有體力的人越有長壽的傾向。

對年輕人或高齡者而言都是如此。

從現在開始絕不會太遲。

只要運動就能提升體力。

運動療法的效果與年齡無關。

希波克拉底曾說：「再沒有比運動更好的維持健康法了！」這句話現在已經得到科學的證明，並仍然適用於現代生活。

後 跋

在四〇歲時擔任助教，曾經「逃課」到海邊去游泳。當時因爲學園紛爭，因此身心承受壓力而罹患胃潰瘍。於是在年輕的研究所學生的力邀之下，暫時把煩惱擱在一旁，和他們一起到海水浴場去游泳。

當時游泳的感動至今難以忘懷。在水中手腳上下左右朝任何方向伸展都沒有任何的阻擋，感到很自由，有一種非常舒暢的解放感。從那時候開始，我深受游泳魅力的吸引。現在只要有空閒，一週平均游泳三次。一次可以不停連續地游兩公里。我這麼說，也許有人會很驚訝，但是事實上這是種相當輕鬆的運動，因此再怎麼游都不會疲累。在筆記本上記錄下每次游泳的距離，到年底統計時才發現一年居然游了三百公里，大約是整個九州的距離吧！持續二〇年的話大約可以游六千公里，也就是可以橫越整個日本吧！甚至到達北極了。

不能游泳的日子就踩踩健身腳踏車，或者是從自宅走路到大學去。在出差的時候，只要時間許可，大都不搭乘計程車而是用走路到達目的地，大約走三〇分鐘或一個小時。當然不會搭電扶梯或升降梯，即使是超高層大廈也盡可能爬樓梯。總之，絕對不會浪費能夠活動身體的時間及場所，隨時隨地皆有效地加以利用。

一旦運動完總會覺得神清氣爽，身體輕鬆。就算是稍微感覺疲勞的日子，也會花個二〇～三〇分鐘活動一下身體，如此反而會使疲勞消失。因爲工作忙錄而沒有時間運動的人，都是一些不知道運動好處的可憐人。沒有時間只不過是個藉口而已！

我自己就親身體驗到運動的方法以及效果，所以我覺得運動療法非常好。

如果說一天沒有辦法撥出三〇分鐘做輕鬆運動的人，請您捫心自問一下，相信您一定會重新考慮，讓自己能夠獲得一個健康、生活品質較高的充實人生！

作 者 介 紹

荒川規矩男

１９２９年7月　出生於日本鹿兒島縣

１９５３年　畢業於九州大學醫學院

１９５７年　畢業於九州大學醫學研究所

１９６４年　擔任九州大學醫學院心臟血管研究設施助教

１９７３年　擔任福岡大學醫學院第二內科教授直到現在

１９８４年　爲日本高血壓學會會長

１９９４～１９９６年　爲國際高血壓學會會長

專攻內科學，特別是以高血壓爲主的循環器官科。

關於高血壓的運動療法研究可以說是創始者。

此外，在對於高血壓的原因物質之一血管緊張素等高血壓的基本研究上，也具相當高的國際地位。

與體育系協同研究高血壓等循環器官疾患的運動療法。

自己也將運動納入日常生活當中，每次出差的時候皆盡可能不搭車及電梯，並盡可能地多走路和游泳。

國家圖書館出版品預行編目資料

用微笑打敗高血壓／健康研究中心主編，初版
新北市：新視野 NewVision，2025. 03
面；　公分--
ISBN 978-626-7610-08-4（平裝）
1.CST：高血壓　2.CST：運動療法
415.382　　113020671

用微笑打敗高血壓

健康研究中心／主編

策　　劃　林郁
出　　版　新視野 New Vision
製　　作　新潮社文化事業有限公司
電話 02-8666-5711
傳真 02-8666-5833
E-mail：service@xcsbook.com.tw

總 經 銷　聯合發行股份有限公司
新北市新店區寶橋路 235 巷 6 弄 6 號 2F
電話 02-2917-8022
傳真 02-2915-6275

印前作業　東豪印刷事業有限公司
印刷作業　福霖印刷企業有限公司

初版　2025 年 04 月